NEW LIFE
科学新生活 文丛

THE SECRET LIFE OF FAT

THE SCIENCE BEHIND THE BODY'S
LEAST UNDERSTOOD
ORGAN AND WHAT IT MEANS FOR YOU

脂肪的秘密

为什么减肥如此艰难

[美] 西尔维娅·塔拉（Sylvia Tara）/ 著

钱晓京 贾文军 / 译

人民邮电出版社
北京

图书在版编目（ＣＩＰ）数据

脂肪的秘密：为什么减肥如此艰难 ／（美）西尔维娅·塔拉（Sylvia Tara）著；钱晓京，贾文军译. -- 北京：人民邮电出版社，2018.6
（科学新生活文丛）
ISBN 978-7-115-48051-4

Ⅰ. ①脂… Ⅱ. ①西… ②钱… ③贾… Ⅲ. ①减肥—基本知识 Ⅳ. ①R161

中国版本图书馆CIP数据核字(2018)第045207号

◆ 著　　　[美]西尔维娅·塔拉（Sylvia Tara）
　　译　　　钱晓京　贾文军
　　责任编辑　刘　朋
　　责任印制　陈　犇
◆ 人民邮电出版社出版发行　　北京市丰台区成寿寺路 11 号
　　邮编　100164　　电子邮件　315@ptpress.com.cn
　　网址　http://www.ptpress.com.cn
　　北京虎彩文化传播有限公司印刷
◆ 开本：700 × 1000　1/16
　　印张：14.5　　　　　　　　2018 年 6 月第 1 版
　　字数：183 千字　　　　　　2025 年 3 月北京第 23 次印刷
　　著作权合同登记号　图字：01-2017-3670 号

定价：55.00 元
读者服务热线：(010)81055410　印装质量热线：(010)81055316
反盗版热线：(010)81055315

内容提要

在当今社会，从未有哪个身体器官或者组织像脂肪那样令人厌恶，世界各地的人们都在千方百计减少脂肪，并不惜为此投入大量时间、金钱，忍受节食、手术等带来的各种痛苦。胖人想减掉多余脂肪，瘦者希望更加苗条，似乎永无止境。

尽管如此，我们的身体却离不开脂肪。脂肪赋予我们生命，直接控制着青春期的启动，影响着生殖发育，参与新陈代谢，调节免疫系统，储存能量，保护人类健康。事实上，身体为了防止脂肪流失采用了多重防御机制，如脂肪可以利用干细胞再生，受到威胁时会增强我们的食欲，利用病毒、细菌和遗传基因进行自我扩展。在本书中，作者依据最新研究成果，结合自身经历以及大量真实案例和故事，深入分析了脂肪作为一个内分泌器官对我们健康的重要影响，揭示了脂肪的运作机制，提供了减脂瘦身的科学方法，为我们如何正确对待脂肪指明了方向。

希望你能从本书中有所收获。

特别提醒

本书属于非虚构类作品。在本书提到的案例中，除了被其他报纸杂志引用过或经当事人同意披露的案例外，其他人物都采用化名,隐去了他们的真实身份。有关我本人的案例，请读者谨记这不适用于所有人。本书无法取代专业人士针对你的情况提供的建议。在制订任何膳食或运动计划前请务必咨询医生，尤其是孕妇、患有疾病或者出现症状需要治疗的人士。

献给我的父母。

目　录

序
紧身牛仔裤

在一个凉风习习的周五夜晚，忙碌了一周的我终于可以坐下来和朋友们共进晚餐了。我当时还是一名正在圣地亚哥攻读生物化学博士学位的学生，那一周我忙于做研究、听课和教学。从少年时代起，我就对生物学产生了浓厚的兴趣，尤其对身体为何生病以及如何调理感兴趣。微小的分子会对我们的身体、思想和生活质量产生影响，这个理念让我着迷。

虽然我很高兴学到关于人体构造和机理方面的知识，但另一个兴趣点又吸引了我——体重问题。我不仅希望获得职业生涯的成功，还希望让自己保持身材苗条。即使我密切关注体重，但将体脂控制在一定范围内并不容易。在这个秋天的早上，我如平常一样计算当天会摄入的热量，精心搭配食用的谷物、蛋白质和蔬菜。我远离所有有趣的食物，不吃糖和含过多碳水化合物的点心，也不喝酒。我每天坚持跑步 40 分钟，还做负重训练。经过数月的勤奋训练之后，我即将取得健身的胜利。

坐下来点餐时，我坚定地要了一份沙拉和一杯水。连续一段时间以来，我都是饿着肚子上床，这是身高 1.6 米的我将体重保持在 50 千克以内的秘诀，这样我才能穿上紧身牛仔裤。只有体重保持在这个范围内，我的生活才是正常的，可以像其他同学一样出去约会，对未来充满信心。

但是那一晚发生的事情永远改变了我对身体的看法，我对自己的节食计划不再感到骄傲。一定有一些玄妙的事情发生在我身上，证明我是"不正常的"。

究竟发生了什么事？晚餐时我的朋友林赛点了啤酒和墨西哥卷饼，并且将它们吃得一干二净。是的，就是这样一件琐碎的小事改变了一切。

林赛的身高只有 1.5 米，体重大概只有 43 千克。她从不去健身房，而且喝含糖的拿铁咖啡，喜欢吃各种快餐。她和我一样整天都在实验室中工作，晚上常常面对一台电脑坐着。这位身材娇小的女子将豆子、大米、酸奶油、鳄梨酱、切达干奶酪都包在一张玉米饼里做成一张大的墨西哥烤牛排卷饼，然后再喝杯啤酒，一切仿佛顺理成章。她既没有负罪感，也不担心体形变化。吃完这些食物，她没有什么不自在，第二天早上也不会上跑步机锻炼。她什么也没做。晚上 8 点吃一顿包含 3300 千焦热量的晚餐对她来说是一件很普通的事。更重要的是，她的牛仔裤比我的还小一个码！

这怎么可能？为了保持身材，我忍饥挨饿，过着自律、上进的生活，只要稍有松懈就会付出代价。然而，这个体形娇小的女人一顿饭的食量就是我的 3 倍，却轻轻松松保持了苗条的身材。我仿佛看到大自然在当面嘲笑我："看看我的厉害吧，世界就是不公平的！你对此无能为力！"

这让我意识到我们并不是生而平等的，至少对脂肪来说是这样。正如有人长得高些，或者更容易流汗、头发比较多一样，有些人容易长脂肪，而我就是其中之一。很久以前我就发现有些事情不对劲，墨西哥卷饼事件令我不得不面对现实。

当我还是个孩子时腹部总有一些多余的脂肪。9 岁那年夏天，我和朋友们参加了一个比基尼泳池派对，当时其他朋友的肚子都是平平的，肋骨清晰可见，只有我的肚子是肉嘟嘟的。我意识到这是多余的脂肪，但当时也没太在意。青春期到来后，我的体重开始增加，除了线条变美、皮肤变油，还开始长赘肉。

12 岁那年我第一次通过认真节食成功减掉了 4.5 千克。整个夏天我的朋友们都在吃冰激凌，而我在研究营养学，像守军纪一样严格要求自己每天只能摄入 4200 千焦能量。我时刻注意自己的体重变化，开始每周减掉大约 0.5 千克。我感觉良好，直到 8 月底的那个星期。

夏天结束时，我几乎已经达到目标体重，所以想放松一点。我的朋友分给我半条甘草糖，剩下的半条她吃了。然而那周我站上体重计时，不仅没有减重，反而长了近 1 千克。这太令人泄气了！半条甘草糖怎么可以造成这么大的危害呢？为什么我的朋友们可以吃起来毫无顾忌，而我为了身材能像她们一样就要仔细衡量摄入的每一克食物的热量呢？我如此小心，但节食一个夏天减重还超不过 3.5 千克？

在整个高中阶段，我的体重一直上下浮动。我曾经减到理想体重，然后突然又胖了 5 千克。这绝非易事。后来我接触到其他女孩，她们向我吐露也曾经历过类似的肥胖问题。在谈到减肥经历时，她们的眼眶中总是充满泪水。瘦身压力太大了！有些女孩变得食欲过剩，有些开始用药物减肥。对十几岁的孩子来说，"瘦"身并非易事。

媒体的说法是，如果我们遵照简单的膳食指引"正确"饮食并参加锻炼，就能摇身变成他们标榜的"瘦身"模范。"5 天减去腹部脂肪""吃全谷物食物燃烧脂肪""大腿减肥的简易运动法"，有多少杂志的标题与此类似呢？显然，杂志上充斥的都是这种标题，同时还会配上那些年轻貌美、体形健美的模特图片，这些模特的身材是如何练就的却鲜为人知。它们传达的信息是身材不好怪自己，瘦身方法简单易学。不仅仅杂志是这个态度，整个瘦身行业也认为减肥是有希望的，不成功只与自身有关。

总是有人提醒我们肥胖是个问题，一旦变胖就需要减肥。然而，无论人们付出多少努力，肥胖率依然居高不下。事实是脂肪管理远比杂志上讲的复杂得多。

有些人勇敢地说出心声，讲述了他们为了保持"正常"体形所做的非凡努力。女影星丽莎·瑞纳告诉《人物》杂志，为了能在参加颁奖典礼时穿上那件晚礼服，她饿了好几天。她还说为了"继续干这行"不得不节制食欲，饭量只能保持在刚刚够的水准。辛迪·克劳馥曾谈及她比其他模特更容易增重。有时我们可以从照片上看出她比同框的其他体形瘦削的模特略胖一点。她采用低碳水化合物饮食计划，也有能力聘请专业人士帮助自己保持体形。瓦莱丽·贝尔蒂曾写道，女星们在试镜前严控饮食，只有在拍摄结束后才能多吃点。我们都羡慕她们瘦削的体形，但为了这一点，她们付出的努力远比我们知道的多得多。

对我来说瘦身要比其他人更努力。在读研究生和刚毕业那段时间，我做得还不错，30岁时我还可以穿紧身牛仔裤。但孩子出生后，我开始增重。第一次怀孕时我重了近10千克，当第二个孩子出生时，我又重了5千克。我发现很多事业心重的妈妈都有类似的经历，增加的体重也基本相同。全职工作、孩子半夜哭闹、照顾好宝宝，兼顾所有这一切自然就忘了控制体重这回事。

当孩子们渐渐长大后，生活走上正轨，我又重新开始瘦身。我聘请了一位瘦身教练戴维。他有一套新的瘦身理论，认为人们需要摄入足够的热量并达到一定的运动量才能降低体重。这个说法的理论依据是如果人们没有吃饱，身体就会进入饥饿模式，存储体内的所有热量，反而更难减重（这一理论也出现在热播电视节目《超级减肥王》中）。戴维让我记录下一天中吃的所有食物，以保证食物中碳水化合物、蔬菜和蛋白质的摄入平衡，每天还要锻炼两小时。过完第一周，教练看了我的食物清单后非常吃惊，他说我每天只摄入5000千焦热量太少了。根据我的身高和肌肉量，要减肥每天还要再多摄入一些热量才行。

我不得不照做，很快体重就上升了。3周以后，戴维承认他的瘦身理论对我不适用，于是我又回到每天摄入5000千焦热量的日子。我一直相信我的身体比其他人更容易将食物转化为脂肪，尽管对有些人来说这难以理解。我继续跟随戴维训练。每天运动两小时不太现实，我改成一周训练几个小时，但体重还是增加了几千克。与此同时，我的丈夫和孩子们每顿饭都吃得很丰盛，却轻松保持着苗条身材。

随着时间的推移，瘦身问题让我备感困扰，尤其是看到有些全职妈妈很少做运动，但居然比我还瘦。这让我开始留意关于脂肪的一切知识。我的身体看起来与别人不同，它看上去肉肉的、软软的。与同事一起出差时，吃完晚餐后我的腹部就会涨大，看起来比所有同事的都大。只是吃晚餐我就可以一周增重 2.3 千克。为什么人们体内的脂肪量会不同呢？脂肪看起来有一套自己的运作体系。

在一次健身课结束后我有了顿悟。我与朋友劳拉一起参加有氧运动课程。劳拉 40 岁出头，是一位有 3 个孩子的全职妈妈，她的身材像模特一样瘦。我对她能保持这么苗条的身材感到惊讶，也很好奇。我俩在训练中都练出一身大汗。训练结束后，我像平时一样只吃了半份沙拉，剩下半份留在晚餐时吃。把午餐分成两顿来吃是我为了防止体重继续上升而采取的新方法。但劳拉可不止吃这点，她点的鸡肉沙拉分量很大。她不仅吃完了这份沙拉，接着还吃了点坚果，喝了一杯加糖的咖啡。

我问劳拉她在晚餐时通常会吃什么。她说她吃的菜式和孩子们一样，炸玉米饼、鸡肉、牛排，有什么吃什么。"等一下，"我暗想，"天啊！"她和我的年纪一样，参加同样的训练，一样努力工作，还都不止有一个小孩，为什么她吃得比我多一倍而身材却比我小几号呢？

我曾经有过类似的感觉。墨西哥卷饼事件带来过同样的刺激，这次我不能再无视这件事了。看着身边所有人比我吃得都多，对食物的种类也不怎么在意，偶尔才去运动一次，身材却比我还瘦，我真是受够了！在瘦身减脂方面一定有什么事比"正常"饮食、运动更重要。一定不是我们每天在意的、以为与脂肪有关的那些事情，肯定还有什么别的原因。

这令我重新回到学校学习博士生课程。当我攻读生物化学博士学位时，惯常做法是先做课题研究，当时我相当矛盾。一位导师对我说，如果你没有一个亟待解决的问题，没有那么迫切的需求的话，建议你不要进入研究阶段。当时我没有亟待解决的问题，因而转学商科。十多年后的今天，我想探寻下面这些问题的答案。为什么有些人比其他人更容易保持苗条身材？脂肪燃烧的原理是怎样的？为什么随着年龄增长，身材控制变得越来越难？我需要对脂肪有个彻底而全面的了解。

我是受过专业训练的科学家，如果有人能对脂肪追根究底的话，可以说非我莫属。观察是科学研究的第一步，我已经做了充足的准备。我下定决心，从这一天起将尽我所能探寻脂肪的秘密。以下文字就是我这趟科学之旅的收获。

前言
改变对脂肪的态度

1994 年纽特·金里奇领导自己的政党成功赢取了一场具有里程碑意义的大选，他被认为是美国最具影响力的人物之一。他团结了当时共和党各派的力量，起草了一项大型法案《与美国有约》（*Contract with America*），完成了一项不可能完成的任务。他重新定义共和党议程，帮助共和党赢得众议院控制权，这是自 1954 年以来该党第一次获得众议院多数席位。

芭芭拉·沃尔特斯是一位风格犀利的女主持人，在一年一度的黄金时段特别节目《1995 年十大精彩人物》的采访中，她像平时一样向金里奇抛出了各种个人问题。最后她使出撒手锏，提出了一个经常让采访对象坐立不安的问题："你对自己最不满意的事情是什么？"

对话停顿了，人们好奇地看着金里奇怎么反应。他会提到自己失败的婚姻吗？还是谈到因卷入丑闻引起的争议，或者过去那些被人质疑的政治决策呢？这些都不是他要说的。

"我最不满意我的体重。"他说。

"噢。"沃尔特斯试图缓解尴尬的气氛。

"我知道这已经成为我个性的一部分，我经常游泳，有良好的饮食习惯，有时忍不住喝一些吉尼斯黑啤酒，吃一点冰激凌。"

这个采访瞬间令人难忘。即使这个人站在权力巅峰，让他最受伤的是什么？是脂肪问题。

可怜的脂肪！它遭人痛恨，备受冷落，人们引以为耻。它的存在反映出我们暴饮暴食、缺乏自制力、自信心不够的问题，被人轻视。我们想要消灭脂肪，至少将它减到不易让人察觉的程度。美国人每年花掉数百亿美元来减肥，他们购买减肥食物和相关书籍，参加健身训练，服用减肥药，聘请专业人士指导或者去医院进行专门的治疗。事实上，美国人用于减肥的费用已经超过了对付恐怖主义的花费。2014年美国国土安全局的反恐经费预算为447亿美元，而美国人花在减肥上的总费用已高达约600亿美元。这还不包括每年用于推广减肥产品所花费的10亿美元广告费，这些广告宣称，只要我们瘦身成功，生活就会变得更美好。可以说美国是一个向脂肪开战的国家！

不过，脂肪是不可战胜的。可以说它变得比以前更强大：超过780万美国人患有肥胖症，还有数百万美国人超过标准体重；近一半的德国人体重超标，而英国、匈牙利和澳大利亚这些国家的情况也不容乐观。

虽然脂肪遭到全球人们的痛恨，但事实上它只是身体的一个器官而已。是的，你没听错，就是一个器官。许多人会觉得奇怪，他们认为脂肪就是一层厚厚的油脂。但近年来的研究表明脂肪是内分泌系统的一部分，其实科学家多年前就将脂肪划归为器官了。事实上，脂肪可能与体内的结肠、肺部和心脏一样重要。

脂肪为人们每天行走、说话、跑步甚至睡眠提供能量。当我们忙于工作没时间吃午餐，因宗教原因正在斋戒，或者仅仅是因为懒得做饭而不吃晚餐时，脂肪可以确保身体的每项功能正常运作。当我们多吃了30克食物，超过了身体实际需求时，脂肪也在发挥它的作用。如果我们无法拒绝一份甜点的诱惑，又是脂肪随时准备吸收它的热量。脂肪就像身体的中央银行，在需要时储存过剩的热量或提供身体所需的能量。吃大餐后脂肪量会适时地增加，必要时它又会无私地分解自己以保证其他器官的正常运转。

脂肪不仅负责能量储备的重要工作，研究表明它还会促进青春期发育，支持生殖器官的运转，强化骨骼，增强免疫系统功能，甚至还会增加脑容量（想想下一次你打电话时夸奖对方肥头肥脑）。

尽管人们现在花费数百亿美元试图减少体内的脂肪，但它不是一直这么令人讨厌。过去人们曾经以胖为美，羡慕有脂肪的人。人类的游牧祖先认为脂肪可以抵挡不时袭来的饥饿感。即使经过几个世纪的进化，脂肪仍然有其独特的地位。中国唐代（公元 618—907 年）墓碑上刻画的女性都体态丰腴，人们相信这预示着来世生活富足。后来的波提切利、鲁本斯和提香等绘画大师创作的女性也都是美丽丰满的形象。以瘦为美的女性只被当今的时尚杂志推崇，过去瘦是与悲惨生活联系在一起的，在当时的作品中难寻清瘦体形的人物。

即使在美国，有段时间脂肪也受到人们尊重。南北战争以后人们的生活水平急剧下降，只有一小部分人生活富足。物以稀为贵，就像金子和宝石一样，由于脂肪难以积累，当时的人们就把脂肪与繁荣、健康和美丽联系在一起，每个人都以胖为美。

这听起来很难理解，但历史证明了人类对脂肪的热爱。1866 年美国康涅狄格州成立了一个称为"胖人俱乐部"的组织，他们信奉"胖子才可能在银行中有大笔存款"的说法，身材肥胖的男人才能被邀请入会。当时的女人也以胖为美，她们翻看《女性家庭杂志》或阅读 1878 年出版的《如何变得丰满》一书了解如何增加体重。与现在的明星们尽力穿上最小号的衣服不同，当时体重超重的名流反而为人称道。歌手莉莉安·罗素的体重近 100 千克，她的丰满形象和歌声一样受人赞誉。同时代的女性为了体形和她相似甚至在衣服里加上衬垫。以酷爱收藏钻石闻名的商界名流吉姆·布雷就像今天的唐纳德·特朗普，不仅他的万贯家财被粉丝们津津乐道，连他的体重（135 千克）也受到追捧。医生甚至都对脂肪持积极态度，他们在提醒人们注意肥胖症风险的同时，建议体内保有一定量的脂肪以缓解紧张情绪，甚至可以治疗传染病。父母也鼓励孩子们尽量多吃一点。

这是脂肪的黄金时代。脂肪象征着健康，它为人体提供能量、有益身心的一面受到人们重视。但是，黄金时代没有维持多久。随着美国经济腾飞，食物变得唾手可得，脂肪也随之而生。货多不值钱，与其他资源一样，脂肪的价值相应下跌。

如今的企业高层会强调员工体形瘦削、工作高效的重要性，美军的高层甚至将保持身材与爱国联系起来。某位美军高官曾说："任何健康、正常的个体变胖是不爱国的表现。"而宗教领袖强调脂肪的出现意味着饮食过量、暴饮暴食。病人对脂肪问题更加敏感，医生现在也会提出减脂瘦身的建议。名人（包括莉莉安·罗素）也陷入困境，不得不加入减肥的队伍。曾经作为富裕标志的"胖人俱乐部"已于 1903 年退出了历史舞台。

舆论开始只是警告大家避免形体过胖，很快风向就变成了鄙视与不屑。"肥仔""胖子"这些不友好的词语经常在坊间听到，在漫画书里也能找到取笑肥胖者的文字，甚至连美国第 27 任总统、体重高达 140 千克的霍华德·塔夫脱也逃脱不了被取笑的命运。有一则新闻的标题是"塔夫脱制造了酒店水灾：他浴缸里的水冲走了餐厅里的银行家们"。从此，"塔夫脱浴缸"的段子流传了好多年。

用卡路里来衡量所有食物的热量，标志着人们对体重变得过于敏感。卡路里于 19 世纪开始使用，它的定义为将 1 克水的温度提高 1 摄氏度所需要的热量。到 19 世纪末，威尔伯·阿特沃特进行了更详细的研究，他让受试者坐在一个密闭的小屋里，让他们食用各种食物并测量其呼出的二氧化碳和消耗的氧气的量。他将这些数据转化成热量单位，卡路里因此成为衡量食物热量的标准之一。露露·亨特·彼得斯博士认为计算食物热量是一种爱国行为，他还于 1918 年写了一本名为《节食与健康：卡路里是关键》的书。这本书发行了 200 万册，可能是第一本瘦身饮食类畅销书。瘦身饮食产业从此兴起。

随着时间的推移，减肥咨询成为一个暴利行业，它利用了美国人害怕变胖的心理。投机者们制造几个噱头以求一夜暴富。橡胶减肥服在市场上热卖，据说能帮助人们挥洒汗水，减轻体重。加德纳瘦身仪声称会在皮肤上施压，通过按摩减少腹部脂肪。20世纪30年代出现的"减脂霜""拉马尔减肥香皂"等产品声称可以将皮肤下的脂肪溶解。结果只是让一些人变成富翁，脂肪却没有变少。

一些受到质疑的瘦身食谱也是人为制造的。一些投机商将瘦身饮食业视为一条致富门路。20世纪20年代拉克·斯特莱克烟草公司的广告词是"伸手拿一支拉克烟而不是一份甜品"。这一宣传策略相当成功，该品牌烟草的销量提升了200%。而葡萄柚食品公司则推荐大家每顿饭吃一个葡萄柚，声称这种水果含有一种可以帮助脂肪燃烧的酶。《酒君子饮食法》一书宣称，由于伏特加、杜松子酒和威士忌仅含微量的碳水化合物，可以尽情畅饮而不用担心变胖。一份典型的酒君子正餐包括一份配有浓郁酱汁的牛排和一杯酒。这本书两年内热销240万册，并被翻译成13种语言。

商人们不放过任何一个与瘦身有关的商机。1933年斯坦福大学医学院的医生注意到，炸药的一种成分二硝基苯酚（DNP）可以加速代谢，消耗人体内的热量。很快DNP作为减肥产品可以在市场上买到，不过它可能产生严重的副作用，包括失明和死亡。无助的节食者在经历一次次失败后仍努力寻求快速瘦身的办法，服用DNP减肥致死的案例现在仍有发生（最新一起发生在2015年）。还有更恐怖的案例，节食者吞下活的绦虫卵，这些寄生虫一旦孵化后可能吃掉宿主吃下的食物，从而达到减肥的目的。当减肥成功后，他们再服用药物杀死体内的绦虫。这就像某部恐怖电影中描述的，在肠道内孵化近3米长的虫子，再喝下有毒的鸡尾酒。对一些节食者来说，宁愿这样做也不愿意身上多长几千克脂肪。

随着美国产业垄断的加剧，瘦身行业也面临同样状况。20世纪60年代后这一现象更加明显，大型跨国公司逐渐替代了小规模的作坊式生产方式。

慧俪轻体健康咨询公司（Weight Watchers）、营养系统公司（Nutrisystem）以及珍妮·克雷格公司（Jenny Craig）成为瘦身行业的知名品牌。得力于这些企业的成功运作，瘦身行业得到飞速发展。

现在瘦身成为了一项群众参与度很高的活动。真人秀电视节目《超级减肥王》刚播出时大家还以为是竞猜比赛类节目，现在它已成为最成功的综艺节目之一。节目创办人 JD. 罗斯表示，在节目筹备期要说服参赛者参赛比其他节目难得多，面对电视观众，他们会感到不好意思。罗斯说："我为了邀请他们上电视付出了很多努力。有一次整间餐厅里坐满了编辑和参赛者，他们都有着曲折的减肥经历。可以说，这些人半数以上都打过退堂鼓。要让他们上真人秀节目，这件事对他们来说太尴尬了。"

《超级减肥王》播出 17 季后平均每集收视人数达到 600 万。此后还涌现出十几个同类型节目，都利用了观众对脂肪又爱又怕的心理。这类节目包括《过度丰满的女星》（*Fat Actress*，克里斯蒂·艾利）、《重度肥胖》（*Heavy*，针对严重肥胖症患者）、《一个快乐的大家庭》（*One Big Happy Family*）、《胖情侣》（*Love Handles*）、《婚礼瘦身曲》（*Shedding for the Wedding*）、《舞出曼妙臀》（*Dance Your Ass Off*）、《饮食部落》（*DietTribe*）、《青少年瘦身秀》（*I Used to Be Fat*）等，吸引了数百万观众观看。连 JD. 罗斯都制作了一档新节目《彻底改变之瘦身版》（*Extreme Makeover: Weight Loss Edition*），目标受众是那些比《超级减肥王》参赛者更胖的人群。

这么多媒体在指导人们如何瘦身，当你的体重不幸增加一两千克时，这些媒体的声音怎么可能不影响你及身边人对你的评价？尽管人们对体重的增减已经非常敏感，但并没有将其视为凶狠的敌人。我们花费数百亿美元用各种手段减少体内脂肪，如使用化学药物、手术治疗、改变行为方式、严格控制饮食并采用各种新奇的锻炼方法，但无论我们如何努力，体重还会反弹。

显然，我们不了解脂肪这个敌人。不是通过简单地计算摄入和消耗多少热量就可以理解新陈代谢的。我们不是一台以消耗热量为唯一目的的热能仪。我们的身体是激素、基因、细菌等多种因素共同作用的复杂生物系统，它们各自处理不同的营养物质。如果要控制好体脂量，就必须对脂肪有更深刻的理解。

当我们开始了解这位"敌人"时才意识到它并非一无是处。最新研究发现，脂肪的作用包括分泌体内必不可少的各种激素，维持人体正常运转，使我们免受疾病困扰，甚至可能使人更长寿。脂肪非常重要，从食物中摄取的脂肪中分离出的干细胞还有特殊的功能，它们可以被诱化生成肌肉、骨骼和脑细胞。

尽管我们想尽办法减少体内脂肪，但储存脂肪可能是自然界的特殊安排。当我们理解这一安排后，对脂肪的态度会有所转变。由于近期脂肪的最新功能被发现，人们可能再次爱上脂肪。如果真是这样的话，纽特·金里奇在接受采访时就不会那么尴尬了。

当然，不是只有他这么尴尬。在采访金里奇近20年后，芭芭拉·沃尔特斯直指内心的访谈技巧又用到了另一位名流身上。2014年奥普拉·温弗瑞被邀请参加她的节目。在节目中她们畅谈了奥普拉的职业生涯及个人生活的起起落落，然后沃尔特斯抛出了她的招牌问题，整个节目到达高潮："在离开这个世界之前，你还未完成的心愿是……"

奥普拉停顿了一下，"呃……，是不再对有关体重的事感到困扰。"

沃尔特斯简直不相信自己的耳朵。她身体前倾，喊道："什么？！你还在想这件事？……我一直以为是什么深奥复杂的事情。"

奥普拉回答："不是，就是这件事。我得接受我的体重。"

奥普拉应该不是唯一一个受此困扰的人。

第1部分

关于脂肪的一切

第1章
脂肪的作用超乎我们的想象

脂肪到底是什么呢？简单来说，脂肪的作用是储存能量，这可能与我们的游牧祖先不断经历饥荒有关。现代生活中超市和快餐店布满街道的每个角落，脂肪似乎失去了在生物学上存在的意义。字典对脂肪的定义为："动物体内一种天然的油脂性物质，多在皮下或某些器官周围沉积。"这一定义再次强调脂肪在体内不是很重要。

尽管不被大众理解，但实际上脂肪在我们的生活中扮演着重要的角色。脂肪是个多面手，它负责储存能量、传输大脑信号、在孕后期促进分娩等重要工作。人们以前认为脂肪只是一层无用的油脂，现代科学已将它视为一个器官。如果你不认同脂肪的重要性，试想一下没有脂肪你会变成什么样。要了解这一点，只要来看看克里斯蒂娜·韦纳的生活就够了。

没有脂肪的女孩

在 20 世纪 90 年代，克里斯蒂娜是一个健康、充满活力的少女。她在新泽西州瓦恩兰市上学，做运动，交朋友，并开始对男孩子感兴趣。但当克里

斯蒂娜进入青春期时奇怪的事情发生了，她的身体自发地开始减肥。许多
12岁的女孩发现自己有点瘦时会觉得开心，但克里斯蒂娜的情况令人担心。
先是她的脸、手和脚上的脂肪开始减少，容貌迅速消瘦，双手也不再饱满。
很快她身体其他部分的脂肪也开始消失，衣服在她瘦弱的身体上飘荡。

奇怪的是，她的胃口大开。她后来回忆说："我非常饿。我吃到呕吐反
胃才知道自己是饱了。我会一直吃，完全无法控制自己。"然而不管怎么吃，
克里斯蒂娜还是日渐消瘦。

她的父母认为这是刚进入青春期的正常发育，没有什么好担心的，所以
他们让她想吃多少就吃多少。她的朋友甚至羡慕克里斯蒂娜怎么吃都不胖。
但她的脂肪继续流失，最终她瘦得太多了，连熟人都认不出她来。

胃口大开而身形暴瘦，这两种现象同时出现很不寻常。很快另一件奇怪
的事情发生了，她的胳膊上长出好多肿块。开始只是前臂有几个肿块，最后
长出了几十个脓包无法自行消退。这引起了她父母的注意，他们带她去看皮
肤科医生，医生让她验血。

结果让人震惊。克里斯蒂娜的总胆固醇指标为950毫克/分升，而她
这个年龄的女孩的标准值要低于170毫克/分升。她的甘油三酯的指标为
16000毫克/分升，而正常值应该在150毫克/分升上下；餐后血糖值为500
毫克/分升，而正常值一般为100毫克/分升。从数值可以看出，她的血液中
含有太多的脂肪、胆固醇和糖分。

克里斯蒂娜的皮肤科医生看到报告后意识到这不是一个皮肤科问题，而
是代谢问题。他很快推荐她去找费城儿童医院的内分泌科医生就诊。

内分泌科医生一开始按糖尿病给她治疗，但克里斯蒂娜的病情并没有任
何改观。即使她服用糖尿病治疗药物，体重还是持续下降，食欲依然很旺盛。
她回忆说："我会吃掉房间里的所有东西，也不挑剔味道，只要是能拿到手
的食物我都吃，比如蘑菇罐头。我当时真的处于一种失控状态。我的父母把
储藏室锁起来，他们把能吃的东西都锁起来，我只能坐在那里哭。"

脂肪的秘密：为什么减肥如此艰难

克里斯蒂娜胳膊上的肿块开始蔓延。从脚趾到肩膀，身上到处都能找到肿块。不仅仅是美观问题，这些肿块还引起炎症，给她带来巨大的痛苦。她说："只要碰到这些肿块就会感到疼痛。由于走路的时候会碰到它们，所以我只能躺着或坐着。洗澡也很困难。握着餐具吃饭也是件困难事，我不得不使用特殊的餐具。对我来说，就是简单地挪动一下身体也很不容易。"

内分泌科医生被难住了，不过他想起曾经听过医学博士叶立夫·奥拉尔的一个讲座。美国国家卫生研究所位于马里兰州的贝塞斯达，奥拉尔是这里的内分泌、糖尿病和代谢紊乱方面的专家，她研究的病人症状与克里斯蒂娜类似。他让克里斯蒂娜去找奥拉尔博士，1997 年 3 月她找到这位医生并做了检查。

奥拉尔博士说："她消耗的脂肪向我们透露了信息。我们见到她的时候，她的身体已经完全不能储存脂肪了。而这正是我们的研究方向，我们很快查清了她的问题所在。"克里斯蒂娜被诊断为遗传引起的脂肪代谢障碍，这会导致体内脂肪萎缩直至消失。为了进一步确诊，奥拉尔还给克里斯蒂娜的肝脏做了活检，她的肝脏增大明显，可在腹部见到突起。因为发现尿液中蛋白质水平过高，奥拉尔博士给她的肾脏也做了活检。所有的检验报告均证实了奥拉尔的诊断。

针对克里斯蒂娜的各种症状，如体重减轻、食欲亢进、血液中脂肪含量过高以及皮下肿块，终于找到了病因。由于身体不能储存脂肪，她吃进的食物营养只能在血液中不停地循环流动。过多的脂肪在体内流动，只能堆积在肝脏和皮下，造成肝脏异常增大、皮下出现肿块并引起炎症，给她造成巨大的痛苦。

对克里斯蒂娜来说，确诊只能起到安慰效果，治疗起来一点都不简单。她要定时接受血浆置换术的治疗，即将体内的血液引出，去掉其中的脂肪和胆固醇，再将重新净化处理后的血浆输回体内。这个治疗每周要进行 3 次，整个过程漫长、痛苦，而且让人筋疲力尽。

更糟糕的是，这种病当时还没有有效的治疗手段。家人被告知要为她准备后事。克里斯蒂娜回忆说："医生们说他们已经倾尽全力。我不得不中断了学业。最后我和他们说，要死我也要死在家里……大家真的觉得我活不成了，我在家中自学了全部高中课程。我的父母很不容易。妈妈非常难过，经常暗自哭泣。"

要真正了解脂肪，道路还很漫长

克里斯蒂娜和家人逐步了解到脂肪的复杂性，一旦脂肪出现问题，我们可能面临死亡的危险。这个事实令人震惊，更令人惊讶的是我们对脂肪的理解过于简单，甚至在医学界也是如此。

几个世纪以来，人们认为脂肪用于储存体内多余的热量，仅此而已。吃得多就会长胖，饥饿使人变瘦。但全世界数千项研究显示，脂肪并非只有这一点作用，它是不断变化的、交互式的内分泌器官，它能否正常运转是决定个体生死存亡的大事。它非常重要，在胚胎期它就在体内存在。妊娠14周左右，在其他身体器官还没成形开始运转时，胚胎就开始制造脂肪。在后面的章节中，我们将详细阐述脂肪如何影响食欲、情绪、能量供给，并帮助身体其他部分正常运作。人体制造脂肪的方式很多，当我们试图减脂时，身体还有更多的方法与之对抗。

科学家一直在寻找脂肪的作用机理。早在古希腊时期人们就开始研究脂肪，那时的医生认为脂肪是血液凝结后产生的物质，经常在体温较"低"的女性身上存在。他们推测多余的体液（如哺乳时剩余的奶汁或者未使用的精液）转化成了脂肪，后者使人们相信体形过胖的男性会导致不育。希波克拉底[1]曾经写道，作为体内的"湿润物质"，脂肪如果出现问题，将导致性功

---

[1] 希波克拉底是希腊名医，被称为医药之父。——译注

能障碍。

虽然一些早期的科学家和医生提出脂肪与食物、热量有关，但脂肪是由体液产生的这一理论仍然流传了很多年。古希腊医生盖伦向世人宣传他有能力通过运动将"大块脂肪减小到中等大小"。亨利三世的御用医生安德鲁·布尔德将国王身上的脂肪归咎于过度饮用甜酒。早先将脂肪与食物、运动联系在一起的理论可能是通过肉眼观察得来的，对脂肪的深入理解始于17世纪中叶显微镜的使用。

安东尼·范·列文虎克于17世纪60年代成功制造出一台显微镜，可以将物体放大两百多倍。欧洲的科学家用列文虎发明的显微镜观察体液、植物成分、动物器官的切片以及任何可以放在镜头下的物体。出乎意料的是，他们发现很多植物和动物是由微小的"囊泡"组成的。这些"囊泡"后来被称为细胞。人们通过推理认为细胞是生物体最小的生命单位。科学家们发现细胞具有自我维持系统，它们彼此联系，是组成器官的基本单位。当人们在显微镜下观察脂肪时，发现它也是由细胞组成的。

脂肪细胞的独特之处在于它可以储存大量脂肪。脂肪细胞可以将其他细胞推到一边，使自身体积扩大为原来的1000倍以上。

17世纪的细胞理论在19世纪进一步完善为分子理论。1874年，特奥多尔·格布利提出的脂肪细胞分子结构显示脂肪只是由碳原子组成的长链。不同种类的脂肪分子统称为脂类。

脂肪是一个器官。

脂肪这个器官由脂肪组织组成。

脂肪组织由许多脂肪细胞构成。

脂肪分子（或脂肪酸）存储在脂肪细胞内。脂肪分子有很多种类，它们统称为脂类。

随着相关研究报告的出炉，脂肪的结构逐渐清晰。脂肪组织是身体的一部分，它由脂肪细胞构成，脂肪细胞中包含着数以百万计的脂肪分子来储存能量。

随着时间推移，人们发现脂肪组织并不只是由脂肪构成的。包裹身体的那一层脂肪组织平均来说只有 3/4 是脂肪，剩余的部分由起固定作用的胶原蛋白、静脉、神经、血液、肌肉、干细胞和免疫细胞组成。我们可以把皮肤表层捏起两三厘米，其实里面没有多少脂肪。

20 世纪科学家破译了脂肪代谢的过程。1936 年，美国哥伦比亚大学的鲁道夫·舍恩海默和戴维·里滕伯格发现食物中的碳水化合物可以进入肝脏，一部分食物在这里转化成脂肪分子。这些碳水化合物被转化为甘油三酯（三分子长链脂肪酸和甘油形成的脂肪分子），通过血液循环进入脂肪组织长期储存。

在舍恩海默和里滕伯格的研究发表后，人们认为体内所有的脂肪都是在肝脏中合成的。但 10 年后，以色列希伯来大学的本雅明·夏皮罗和哈伊姆·恩斯特·韦特海默发现脂肪细胞可以自行合成脂肪。这时科学界仍然相信脂肪仅仅是被动地储存脂肪，没有代谢能力。夏皮罗和韦特海默发现，脂肪有能力进行自身的再合成。

关于脂肪的基础知识

有关脂肪的所有研究像拼图一样拼成一片，最终形成一整套理论：脂肪的形成机理，存储位置，身体如何以及何时将其分解。胃、胰腺和小肠将食物分解成氨基酸、脂肪和碳水化合物。这些物质进入血液循环后，一部分直接存储于组织之中，一部分进入肝脏，在那里被进一步分解和处理。肝脏将已消化的食物分解成人体可以使用的营养物质，为身体提供能量，促进生长发育并维护身体健康。肝脏将从食物中摄取的一部分氨基酸合成为身体需要的蛋白质，并将其余的氨基酸与碳水化合物、糖、脂肪转化为能量的 3 个主要来源——葡萄糖、糖原和脂肪。

为了更好地理解身体的能量代谢过程，我们以货币来做个类比。现代经济社会的人们在交易过程中必须用到货币。与此类似，能量也必须参与身体的新陈代谢。货币有多种表现形式，如现金、短期储蓄、定期存款等。有时我们用现金马上付款，有时我们只是把现金带在身上，以备不时之需。在人体内葡萄糖的作用就类似于现金，糖原像短期储蓄账户，而脂肪则像我们的定期存款账户。

葡萄糖是一种重要的单糖，它的作用与现金类似，因为它可以立即满足身体的能量需求。它既可以从食物中摄取，也可以由肝脏合成。当病人无法自主进食时，医生一般会给患者静脉滴注葡萄糖。

葡萄糖　　　　　　　糖原（葡萄糖链）　　　　　　　甘油三酯

脂肪则与它们完全不同。与糖原不同的是，脂肪不是简单地将葡萄糖堆积在一起以供使用。脂肪分子（也称为脂肪酸）是由 14 ～ 20 个碳原子组成的碳链。3 个脂肪分子和甘油结合形成甘油三酯，它是具有延展性的柔软长链，可以在脂肪细胞中紧密地排列在一起。当体内的葡萄糖和糖原不足时，身体会根据需要将脂肪转化成能量。脂肪就像那个定期存款账户，不容易取得能量，但可以安全存储大量能量。

生物学将身体合成脂肪的过程称为生脂，将脂肪分解释放脂肪酸进入循环系统的过程称为脂解。用餐后生脂过程明显，多余的营养物质被储存起来。

我们消化食物时胰脏分泌胰岛素并通知全身细胞已摄入营养物质，让它们做好接收的准备，将其转化成立即可用的能量或长期储存的能量。餐后血糖升高（现金充足），然后糖原水平上升（将现金存入短期储蓄账户），从食物中摄取的脂肪一部分存入脂肪组织，多余的碳水化合物、糖、脂肪和蛋白质被运送到肝脏，在那里它们通过生脂过程转化成脂肪。

脂肪分子经肝脏流入血液，然后存储在体内细胞（主要脂肪细胞）中。脂肪分子排斥水分子，它们可以紧密地排列在一起，体内1千克的脂肪就可以存储37000千焦能量。如果我们要以葡萄糖或糖原的形式储存相同的能量，这些葡萄糖或糖原会与水分子结合，它们的重量将比脂肪重两倍以上。脂肪是大自然给我们的恩赐！

可能很多人不知道，大脑消耗的能量与肌肉一样多。肝脏消耗的能量仅次于大脑，紧随其后的是心脏、胃肠道系统和肾脏。当脂肪酸被运输到这些组织细胞后，会发生化学反应，碳链断裂。被分解的脂肪酸产生化学能量并为身体所用。体内葡萄糖和糖原不足时，身体会动用脂肪，将其转化为能量，就像我们取出定期存款账户中的钱一样。

然而，当脂肪代谢异常时上述反应不会发生。相反，被人体吸收的糖和脂肪流入血液，它们没有被存入脂肪组织，而是留在循环系统中。脂肪没有待在应有的位置，而是储存在心脏、肝脏或附着在器官周围，对这些器官的正常运转产生不利影响。脂肪代谢障碍最终会导致糖尿病、心脏病以及肝功能障碍。

当克里斯蒂娜患上脂肪代谢障碍时，她的体脂含量不能维持在应有的水平，因此无法正常储存脂肪和其他多余的营养物质，这导致脂肪存储在肝脏和皮下。尽管节食者都希望脂肪消失，事实上没有脂肪的后果是灾难性的，甚至可能导致死亡。

克里斯蒂娜的治疗方案

在经历了 4 年的迷茫、绝望、无休止的血液置换治疗后，克里斯蒂娜的医生告诉她的家人，目前有一种脂肪代谢障碍实验性治疗方法进入临床实验阶段。这一疗法由洛克菲勒大学的研究实验室开发，用一种新发现的蛋白质进行治疗。接受新疗法要冒一定的风险，因为这一蛋白质还未在人体内进行广泛的测试，人们也不清楚它有什么副作用。但克里斯蒂娜被笼罩在死亡的阴影下，她和她的父母愿意放手一搏。

17 岁的克里斯蒂娜开始每天接受这种蛋白质注射疗法。开始几天并没有什么异常，但到了第 10 天，本来不知道何时会饱的她发现自己能控制食欲了。克里斯蒂娜说："我记得那天和爸爸一起吃饭，居然没有吃完盘子里的食物。我说：'噢，天啊！我饱了。'那是这个药物开始起效的第一天。"

奥拉尔博士也发现治疗起到了效果。"开始的时候，克里斯蒂娜每周来做血浆置换。在几个星期的治疗中，我们可以用肉眼看到变化，她的血浆看起来没有以前那么混浊了。由于含有过量的甘油三酯和胆固醇，原来的血浆像奶油一样混浊。但经过几个星期的治疗，她的血浆变得透明。当一个疗程结束时，她的血浆看上去几乎完全正常，各项指标也符合标准。她已经不需要再做血浆置换术了。"

由于食量减小，克里斯蒂娜的血糖和血脂水平大幅下降，糖尿病得到缓解，在肝脏处堆积的大量脂肪被分解，肝脏的大小减小了 40%，皮下发炎的肿块也消失了。这个实验性疗法使克里斯蒂娜体内的糖代谢和脂肪代谢趋于正常，糖和脂肪不再流入血液，也不再在重要器官上堆积。克里斯蒂娜不仅恢复了健康，这个被预言要早逝的孩子还考上了大学，找到了工作，结了婚，过上充实美满的生活。

与克里斯蒂娜一样患有脂肪代谢障碍的患者表现出可怕的症状，提醒我们脂肪在维持身体健康方面起到重要作用。没有脂肪，其他器官将无法正常运作。严格控制脂肪摄入量、防止血液中出现多余的脂肪可以缓解脂肪代谢障碍症，但要精确计算体内每一分钟消耗的能量几乎是不可能的。通过脂肪代谢，我们既可以从食物中吸收能量，也可以将它储存起来留待将来使用。脂肪代谢使我们在摄取食物之外还可以做其他工作。

脂肪的多种类型

脂肪的作用不仅仅是储存和管理能量，它还用于产生热量、分隔器官，并在免疫系统中起到传递信息的作用。脂肪之所以能发挥多种作用是因为脂肪有很多类型。储存能量的脂肪称为白色脂肪，当我们体重超标时，希望减少白色脂肪的量。还有一种脂肪称为棕色脂肪，分布于颈部、背部和心脏部位。这种脂肪之所以呈棕色是因为它聚集着大量称为线粒体的细胞器。

这两种脂肪不只是颜色不一样。白色脂肪的作用是储存能量，而棕色脂肪的作用却是消耗能量。棕色脂肪利用一种称为热素的蛋白质消耗能量。婴儿体内棕色脂肪的比例高于成人，不过成人的米色脂肪比婴儿多。米色脂肪于 2012 年由布鲁斯·斯皮格曼博士发现，他是波士顿佳斯林糖尿病中心的研究员。他在研究中发现肌肉在运动过程中产生一种称为鸢尾素的激素，这种激素给米色脂肪发送信息，最终将米色脂肪转化成棕色脂肪。我们现在还不清楚运动如何促使体内产生更多的棕色脂肪，但减脂要多运动，这样米色脂肪才能产生新的棕色脂肪！

如今在治疗肥胖症方面出现了一种新的疗法，即通过向人体注射棕色脂肪或将白色脂肪转换为米色脂肪，从而消耗白色脂肪，以达到减肥目的。除了运动之外，研究证明处于低温环境也可以让成人调动更多的棕色脂肪和米色脂肪。科学家认为棕色脂肪有可能促进白色脂肪消耗。

棕色脂肪听起来像是人们在努力寻找的圣杯[1]——可以消耗能量的脂肪，让我们在大吃大喝的同时还保持苗条身材。但好东西也可能带来坏处，让我们下面来看看乔斯林·利思的案例。

好东西也不能太多

乔斯林·利思早产了 8 周,出生时体重只有 1.1 千克。与许多早产儿一样，乔斯林在医院中住了几周，以便增加体重，直到健康状况稳定。她终于长到 1.8 千克，出院后父母像当初照顾 3 个健康的哥哥姐姐一样照顾她。对正常的早产儿来说每天体重应该增长 28 克,但是 6 个月时乔斯林的体重只有 2.72 千克。

乔斯林的父母把她带回医院，医生给她做了一系列测试，增加了她的喂食量。即使摄入充足的热量，乔斯林的体重也没有增加。但除此之外，她看起来没什么别的问题。医生向乔斯林的父母推荐了一位儿童代谢方面的世界级专家。

哈立德·侯赛因博士是一位医生，同时还是英国伦敦大学学院儿童代谢及内分泌方面的教授。该机构是一家国际级转诊中心。侯赛因教授面对的多数病例属于代谢紊乱方面的疑难杂症。他在治疗儿童低血糖和糖尿病等方面颇有研究并享有盛誉。2010 年小乔斯林被带到侯赛因教授面前。

侯赛因教授给乔斯林做了一些代谢和内分泌方面的检测，希望找到她不能正常发育的原因。她的血糖浓度偏低，所以医生对她连续进行葡萄糖输液

---

[1] 据说圣杯是基督耶稣在最后的晚餐上饮用葡萄酒时所用的酒杯，现在常用来比作"无处寻觅的稀世珍宝，努力想得到却永远无法得到的东西。"——译注

治疗，并增加她的热量摄入。她的胰岛素水平偏低，但她的肾上腺素、去甲肾上腺素、皮质醇和生长激素的含量是正常的。当侯赛因检测乔斯林的静息能量消耗时，她的指标远远高于标准值。

侯赛因教授无法确定乔斯林的问题出在哪里，他向其他科室的专家求助。遗传方面的专家检测了与代谢紊乱相关的基因突变，儿科专家查看了乔斯林是否患有儿科罕见病，消化科专家则检查了她的消化系统。她还做了测试以排查是否患有囊性纤维化及并发感染。每一种检测都表明乔斯林不可能出现增重问题。侯赛因教授感到失望，他咨询了其他医院的专家，但没有人能解释为什么乔斯林摄入的热量是普通孩子的 6 倍而体重还是没有变化。

侯赛因持续跟踪了这个孩子一年，乔斯林常年住在医院受到照顾，并保持一定的进食量，但体重仍然只有 2.7 千克。侯赛因回忆说："作为一名医生，我无法确诊她的病情，感到非常沮丧并常常自责。她做了所有能做的检查，但体重还是无法增长。每个与儿童发育相关的医生、专家都给她做过检查。她的家人也备受打击，他们想回家治疗，但乔斯林需要静脉滴注葡萄糖，无法出院。"

最后，经过长达一年的研究之后终于出现一线曙光。医生给乔斯林做了肝脏、肌肉和脂肪组织活检。她的肝脏和肌肉活检结果是正常的，但她的脂肪样本显示棕色脂肪含量超高。这是在她的所有检查结果中唯一有价值的线索。侯赛因表示："棕色脂肪含量过高可以解释所有症状，看起来棕色脂肪消耗了热量，葡萄糖被氧化、磷酸化，因而不能在体内组织中储存。"事实上，乔斯林的棕色脂肪使其新陈代谢速度变得极快，她摄入的葡萄糖被迅速吸收利用。棕色脂肪还会增加胰岛素敏感性，这也解释了她的胰岛素水平偏低问题。太多的棕色脂肪使乔斯林无法正常生长发育。

乔斯林在 3 岁的时候体重仍然只有 2.7 千克。尽管世界上许多医生和科学家都参与到她的治疗中，但人们仍然无法找到能够治愈她的方法。她在 3 岁半时不幸离开人世。

即使棕色脂肪可以给人们带来益处，但如果比例失衡，一样会给我们造成危害。乔斯林的生活提醒我们拥有健康协调的体脂比是非常重要的。

脂肪的连接固定作用

脂肪的作用不仅限于储存能量和供应热量。1899年查尔斯·欧内斯特·欧弗顿发现，人体细胞的细胞膜是由脂肪和胆固醇组成的，而它们是现代饮食中的两个主要敌人。细胞膜就像细胞周围的一堵墙，它将细胞内容物与细胞外环境分隔开来，同时还保证了细胞的完整性。脂肪还起到屏障作用，允许营养物质、激素和代谢副产物的进出。换句话说，每一个人体细胞的存在都依赖于包被在细胞外的这层脂质——胆固醇膜。如果没有脂肪，某些脂溶性维生素（如维生素 A、D、E 和 K）将无法通过细胞膜，也就是说人体将无法摄取这些营养物质。

脂肪在脑细胞中显得更为重要。脑细胞的一部分被一种称为髓鞘的物质包围，髓鞘将这部分物质与外界分隔开，还要确保传输的信号不能丢失。它的工作方式与橡胶做成的绝缘电缆类似。猜想一下髓鞘是由什么物质组成的？脂肪！髓鞘的 80% 由脂质组成，这意味着思维也需要脂肪的参与。

脂肪充当信使

我们体内不但有各种类型的脂肪，还有各种各样的脂肪分子。有些脂肪分子能起到神奇的作用。曾有一个认为脂肪无用的研究小组后来偶然发现了新型脂肪分子。

1924 年乔治·布尔加入了美国加州大学伯克利分校赫伯特·M. 埃文斯

实验室 。埃文斯与凯瑟琳·S. 毕夏医生一起刚刚发现了维生素 E，他要求新人布尔了解维生素 E 的化学本质。

布尔与他的太太、实验室技术员米德里德一起做大鼠实验，他们在大鼠的食物中去除维生素 E 以确定它的营养作用。但是不知为何富含维生素 E 的脂质还是会出现在食物成分中。为了防止出现这种情况，布尔去掉了大鼠食物中的所有脂肪，他们只给大鼠喂食糖、酪蛋白（牛奶蛋白）、维生素和一些盐。布尔还过滤掉食物中的所有脂肪残留物。

他们希望实验能带来预期的结果，但很快出现了新的问题。大鼠生病了——皮肤呈鳞片状，出现很多鳞屑，脸和喉咙附近的毛发脱落、长疮，尾部和爪子开始发炎。它们的体重不断减少，三四个月之后就死亡了。尸体解剖后发现，它们的肾脏和泌尿道都受到严重的损害。

布尔向营养学家咨询如何改变大鼠的饮食以避免它们死亡。20 世纪二三十年代的营养学家认为脂肪并不是人体健康的必需品。布尔给这些大鼠添加了其他营养品，但还是无法阻止它们死亡。

布尔试用了所有方法，情况还是没有好转。最后他在它们的食物中添加了脂肪，开始每天只是添加了几滴猪油。很快大鼠的健康状况开始好转，炎症慢慢消失，它们不再奄奄一息。当时普遍认为脂肪对身体健康不重要，布尔通过这个实验发现这个观点是错误的，他确信脂肪是让大鼠存活的必要条件。

布尔着手研究是脂肪中的哪种营养物质挽救了大鼠。经过一年的实验后，他发现猪油中让大鼠存活下来的物质是亚油酸。

亚油酸是一种脂肪酸，但它的功能并不是存储能量，而是体内抑制炎症的信号分子。当体内缺乏亚油酸时，大鼠会出现炎症反应——皮肤呈鳞片状、鳞屑脱落、发炎和长疮。给大鼠重新喂食亚油酸，可以使它们在免疫系统内传递信号，减少炎症反应，从而生存下来。

乔治·布尔发表了这些研究结果，但当时对脂肪的偏见相当大。由于他提出在膳食中添加脂肪的重要性，有人居然向他发了一封吊唁函。不过自从布尔的实验结果公布以后，其他科学家发现亚油酸会产生大量的类花生酸。这些体内的脂肪分子来自于构成细胞膜的脂类。这些脂肪酸的作用不是提供能量，而是作为短距离信使，它们传递的信号可以影响周围的器官以及脂肪本身。这些脂肪酸出现异常可能会导致炎症反应，还可能引发癌症、关节炎和其他疾病。

目前类花生酸中研究最多的物质是前列腺素，它可以使人们感觉到疼痛。前列腺素在怀孕过程中发挥了关键作用，还有助于分娩。谁能想到脂肪会对人类的生育起到如此重要的作用呢？

在 20 世纪 30 年代与布尔同时代的那些科学家认为所有脂肪对身体都是不利的。但自从列文虎克至今，科学家们已经发现脂肪参与身体的能量管理、体温调控，它还可以保持细胞的完整性，甚至还可以在体内传递信号。

有关脂肪的早期研究取得了显著的成果，人们发现了脂肪细胞，分离出脂肪酸。而在 20 世纪 70 年代到 90 年代这段时间，脂肪研究取得了更加令人瞩目的成果，研究发现脂肪还能与身体对话。

第 2 章

脂肪能与身体对话

　　马利克一家是一个温馨和谐的巴基斯坦家庭，他们在 20 世纪 80 年代后期移民到英国，以寻求更好的工作机会，给孩子们创造良好的教育环境。在此之前已经有很多巴基斯坦人沿着同样的路径来到英国，他们成为英国第二大移民群体。马利克一家在伦敦北部的城市卢顿安顿下来，距离伦敦大约一小时车程。他们很快就融入了当地的巴基斯坦人社区，保留了家乡的各种生活习惯和传统文化。

　　马利克是近亲结婚，他们夫妇是远房表兄妹，这种情况在世界上的一些地区很普遍。他们有 3 个孩子，其中蕾拉是最大的姐姐。她生于 1989 年，出生时体重为 3.5 千克。她努力探索周围的世界，看起来与正常的健康婴儿没什么区别。然而当蕾拉长到 1 岁时情况发生了变化，她的胃口变得很大，对吃达到了痴迷的地步。她吃完一碗饭后，如果不给她第二碗，她就会一直哭。她的父母觉得这种情况有点不正常，但他们以为这只是发育过程中的暂时现象。随着蕾拉渐渐长大，她的胃口也不断变大，没多久她就过于肥胖了。她的家人让她减少食量，鼓励她多运动，但没有什么效果。蕾拉如果吃不到想要的食物就会大喊大叫发脾气、拍打橱柜，这已经成为家里的常态。当蕾拉的食欲增强后，她变本加厉，要么到垃圾桶里捡食物，要么就想办法撬开锁着的橱柜。有一次她甚至打开锁着的冰箱吃掉了冷冻鱼。

以前的乖孩子变成现在这样，蕾拉的父母感到事态严重。家里其他人的食欲和体重都属正常，为什么这个孩子与其他家人完全不同呢？蕾拉上学后，麻烦事就更多了。由于她超大的食量和过胖的体形，没有人愿与她交朋友。同乡们都指责蕾拉的父母没有帮助她控制体重。

蕾拉的父母向医生和营养师咨询，常见的建议是提供低热量的营养食物，多参加运动。他们采纳了这些建议，但限制蕾拉的饮食只会引起她更多的暴力行为，更疯狂地寻找食物。

马利克只好再向儿科和内分泌科医生求助，他们估计蕾拉有各种生活和心理健康问题。他们给蕾拉做了甲状腺功能检测，她的甲状腺相关激素水平正常。医生怀疑她是否患有库欣综合征，这是一种皮质醇水平过高引起的肥胖症，脂肪一般堆积在腹部、脸部和背部，但检查结果显示她没有患上这种病。医生们又检查了蕾拉的垂体和肾上腺，这两个器官的损伤都可能导致新陈代谢速度减慢、体重增加，然而检测结果再次显示这两个器官没有异常。

既然排除了激素的问题，蕾拉的医生推测可能是遗传缺陷导致肥胖。他们给她做了普瑞德威利综合征检测。这是一种罕见的遗传病，会因为无节制的饮食导致肥胖，但此病还伴有其他症状，如前额窄小、学习困难及语言障碍，而蕾拉并不符合这些特征。医生还给她做了巴德－毕德氏综合征和儿童先天性黑蒙检测，结果显示她也没有患上这两种疾病。

蕾拉的问题一直没有得到确诊，医生们都无法解释她无节制的食欲是由什么因素引起的，似乎没有什么可以阻止她对食物的渴望。医生们已经束手无策，马利克一家也没了主意，看起来蕾拉注定要肥胖一生了。

肥胖研究的新发现

20 世纪 50 年代两个看起来不像科学进步的成果对脂肪研究产生了巨大的影响。

第一个出现在 1950 年，人们在科学研究领域引入一种新的研究手段。它既不是显微镜也不是实验室新技术，而是一只小鼠，一只因遗传变异而患上重度肥胖症的小鼠。这种小鼠被称为 *ob* 鼠 [1]，它的出现改变了脂肪研究的方向。*ob* 鼠无节制的饮食习惯导致它的体重为正常小鼠的 3 倍，脂肪量是正常小鼠的 5 倍，并最终患上糖尿病。研究人员可以通过小鼠这种活性系统观察肥胖症的发病过程。

在不同的科学领域，第二次技术飞跃经常是出乎意料的。1957 年苏联发射了第一颗人造地球卫星 "斯普特尼克号"，震惊了世界。这一重大突破促使世界各国加大了科技创新力度。美国和其他国家大幅增加科研投入，一部分新增的科研经费投入到新技术开发中。生物分离技术取得长足发展，凝胶电泳和高效液相色谱法就是那时发展起来的。这两种技术手段可以分离细胞中的组成成分，确定蛋白质的不同种类。因此，研究人员可以用显微镜以外的技术手段分析细胞组分。

这些新的技术手段，再加上 *ob* 鼠的活体系统，为科研人员提供了许多新思路。他们不用再局限于在显微镜下观察分离的细胞，而是可以使用 *ob* 鼠监测活体脂肪组织的活动，观察它们对其他器官的影响。科学家们还可以更全面地了解酶在脂肪组织中所起的作用、蛋白质进出脂肪细胞的方式以及

---

[1]　这种小鼠的学名为*ob/ob*鼠。遗传学术语一般用重复的两组斜体字母表示，说明来自父母的两个基因都带有此遗传缺陷。为简单起见，本书中的基因名只用一组字母表示。

脂肪的新陈代谢过程。通过新的技术手段，可以开展许多与脂肪相关的研究。像《脂质研究》这类致力于脂肪研究的科技期刊相继问世。

人们对脂肪的理解日益深入，不过最令人振奋的研究成果还未出现。在此后的 20 多年，即 1973 年到 1995 年期间，两位来自不同国家、生于不同年代的科学家向我们展示了脂肪的未知世界。

血液中的新发现

在缅因州巴尔港的杰克逊实验室产生了脂肪研究的第一次重大突破。不夸张地说，杰克逊实验室是世界一流的疾病动物模型培养基地，数以百计的小鼠复制了诸如癌症、阿茨海默氏症和糖尿病等人类疾病模型。科学家们对这些小鼠进行研究有助于更全面地认识这些疾病。*ob* 鼠这一动物模型就是首次在杰克逊实验室建立的，它对脂肪研究起到了革命性的促进作用。

1958—1991 年，科学家道格拉斯·科尔曼在杰克逊实验室工作。他戴着一副超大的眼镜，微微有点秃顶，看起来很和善。科尔曼在加拿大长大，年少时就爱上了科学。他毕业于加拿大麦克马斯特大学，随后到美国威斯康星大学继续学习，1958 年获得了生物化学博士学位。他本打算毕业后回到加拿大找份工作，可那里的职业发展前景不好。所以，他选择了杰克逊实验室，计划在那里工作一两年。不过科尔曼后来回忆说："实验室提供的环境非常有吸引力，与优秀的同事一起工作，有世界一流的人类疾病动物模型。我在巴尔港度过了整个职业生涯，此前从没想过我的工作会与肥胖症、糖尿病有关……"科尔曼于 2014 年逝世。

1965 年的一天，一位研究员向科尔曼寻求帮助，希望他对实验室新培育的一种肥胖症小鼠进行研究。这种小鼠称为 *db* 鼠，与 *ob* 小鼠不同。它们不仅肥胖，而且患有严重的糖尿病。科尔曼对这些小鼠研究几周后有一种预感，在 *db* 鼠的血液中一定有一种物质加重了它的病情。他做了一个实验将 *db* 鼠的血液混入 *ob* 鼠的血液中进行观察。这种技术在生理学上称为异种共生。他将两只小鼠的组织缝合在一起，这样它们的血液就会互相交换。如果 *db* 鼠的血液中有什么物质会引起严重的糖尿病，那么这只 *ob* 鼠应该也会出现同样的症状。

对小鼠组织进行精细的外科手术之后，科尔曼期待看到预期的实验结果，然而结果出乎意料。当两种小鼠的血管连接在一起后，*db* 鼠的血液流入 *ob* 鼠的血管中，但 *ob* 鼠并没有出现糖尿病症状。*ob* 鼠的肥胖症和糖尿病症状并没有恶化，它反而变瘦了。*ob* 鼠的体重原来是正常鼠的 3 倍，它们狼吞虎咽的旺盛食欲在实验后消失了，宁愿浪费食物也不肯再吃。*ob* 鼠的食欲完全消失了，最后它们竟然饿死了。

不过，*db* 鼠在实验前后完全没有变化。在缝合前后，*db* 鼠都没有出现缺乏食欲和消瘦的情况。为什么缝合后的 *ob* 鼠会出现这两种情况呢？后来科尔曼又将 *db* 鼠与正常小鼠的血液形成交互，出乎意料的是，正常鼠也出现了缺乏食欲的现象，最后也因饥饿而死。

科尔曼对这一现象感到困惑，百思不得其解。*db* 鼠的血液中一定有一种强效抑制食欲的物质。而这种物质在 *ob* 鼠和正常小鼠中发挥作用，但对 *db* 鼠没有效果。科尔曼预测，*db* 鼠肥胖的原因是不能对血液中的这种血源性因子产生应答，而 *ob* 鼠肥胖的原因是体内无法产生这种血源性因子。科尔曼很兴奋，他认为要寻找的就是这种物质，虽然当时人们还不能确定它的成分，但它可能是治疗肥胖症的关键。

住进医院

蕾拉的体重比正常人重了近 3 倍，所有的医学建议在她身上都不起作用。她太胖了，连走路都成问题。由于大腿过粗，走路时互相摩擦损伤皮肤，医生不得不给她做腿部手术以减轻她的痛苦。为了方便行走，她还做了抽脂手术减轻体重。但这只能暂时解决问题，蕾拉的食欲还是异常旺盛，没几个月她又胖回来了。

很久以前蕾拉就不能在校园里与朋友们嬉戏，也不能与弟弟妹妹们在房间里玩耍。她不能过上正常孩子的生活，蕾拉感到非常难过，然而她无法控制自己不吃东西。

无奈之下，蕾拉的医生建议她住院，严格控制饮食。7 岁的蕾拉不得不远离家人，而她的父母也没有料到事情会发展到这个地步。

蕾拉住院后，医生们仔细地分配她摄入的食物比例和数量。他们经常给她测体重，不断地跟踪她的激素水平和各项代谢指标。几周后医生注意到她的体重增长速度变慢了，他们以为这是向正确方向迈进了一步。但几个月之后，她的体重并没有像大家预估的那样减轻。6 个月后，蕾拉还是胖了，只是胖的速度变慢了而已。

即使在这样严格控制饮食的条件下，蕾拉的体重仍在继续增加，这违背了科学规律。更糟糕的是，新的病例出现了。蕾拉的两岁表弟也因大吃特吃而变得肥胖。一定有什么东西在困扰着这个家族，但没有人知道答案。

注定与科学有缘

1973 年科尔曼的 *ob/db* 鼠研究震惊了世界，他提出血液中有一种神秘的血源性因子可能起到抑制食欲的作用。为了找到这种物质，几个实验室开始了一场科研竞赛。第一个找到这种物质的科学家将获得巨大的荣誉，它的发现将是科学史上的一次巨大突破。科尔曼本人多年来尝试将它从 *db* 鼠的血液中分离出来，但最终都失败了。随着时间的推移，有些人甚至质疑这一物质是否真的存在。这一重任落在了新一代分子生物学家身上，杰弗里·弗莱德曼就是其中之一。

弗莱德曼注定是要做科学研究的，不过他到二十八九岁才认识到这一点。现在他已经 60 多岁了，一米八以上的个头，有一头卷曲的棕色头发，戴着一副金丝边眼镜。因为身材高大，他最早想投身体育界。他说："我年轻时是个不错的篮球运动员，与那些最好的球员一起打球。我还是一个相当不错的网球运动员。不过我比同年级的孩子们都要小几岁，而且我发育得比较晚，所以我没参加任何校队。但我在运动方面花了相当多的时间和精力，比花在其他方面的时间和精力都多。"强烈的竞争意识在他的工作中发挥了非常重要的作用，这与早期的运动习惯有关。

高中时，弗莱德曼的家人鼓励他去学医。他说："我的祖父母都是移民。犹太移民大都愿意学医，因为做医生是一个体面而安全的职业。我的父亲是位医生，我想他们大概也希望我成为一名医生……成为运动员这条路行不通时，父母就建议我申请伦斯勒理工学院的六年制医学课程。"弗莱德曼说，父母认为他"命中注定"要当医生。

在医学院学习期间，弗莱德曼尝试做了一些科学研究，但结果并不令人满意。他向美国《临床调查杂志》投了一篇论文，遭到一位审稿人拒绝，但他写了一封长信详细解释这篇论文的缺陷并提出修改意见。另一位审稿人则建议这篇论文不应该发表到《临床调查杂志》或者其他出版物上。弗莱德曼回忆说："我永远不会忘记这些建议。老实说，那时我认为发表论文代表着巨大的科学成就，我根本没指望我能发表一篇学术论文。"

1976 年弗莱德曼年仅 22 岁就已获得医学博士学位。这距离他加入位于波士顿的布里根暨妇女医院就任消化科住院医师还有一年时间。为了打发时间，他报名参加了纽约洛克菲勒大学的博士后工作。在那里他遇见了玛丽·珍妮·克列埃克，她引导弗莱德曼研究生物化学对行为的影响。弗莱德曼协助她研究麻醉剂对大脑的影响。他说："大脑中的分子是如何影响人们的行为和情绪的，我对这一点非常着迷。这不是形而上的过程，这些分子是传达信息的载体。我是真的爱上了做研究。"

那一年弗莱德曼还被引荐给另一位研究员布鲁斯·施耐德博士，他当时正在研究 *ob* 鼠。施耐德让弗莱德曼认识到，研究这些小鼠可能会发现控制人类行为的分子。他的研究热情感染了弗莱德曼，但也让弗莱德曼陷入困境：是继续做研究还是去布里根参加医学训练。弗莱德曼的医学院同事已经过上不错的生活，而他还在认真考虑是否回到学校继续读书。家里人希望他当医生，但他喜欢学术研究，这是一份能激起他好奇心的工作。

1981 年，弗莱德曼决定推掉消化科住院医师的工作，转而进入洛克菲勒大学攻读第二个博士学位。他的父亲毫不隐瞒对他这个决定的不满。弗莱德曼说："我记得他嘲弄地说：'哦，太棒了，现在你挣得和博士一样多了。'他的梦想是有朝一日和我一起开诊所，这让我很内疚。但这确实不是我的梦想。"对弗莱德曼来说，放弃做医生这样一份能带来荣誉和高薪的职业，同时放弃继承家族衣钵是很不容易做到的。

不过在洛克菲勒大学，一切像是为弗莱德曼设计的一样。他开始与詹姆斯·达内尔一起工作，后者是分子生物学的先驱，研究 DNA 如何变成影响我们身体的细胞组分。弗莱德曼说："我知道这是新兴的科研领域，研究如何控制基因的开启或关闭，以及它如何影响细胞的运作。这将是生物学充满变化且伴随巨大惊喜的时代。"

1986 年弗莱德曼获得第二个博士学位，他着手准备自己在洛克菲勒大学的实验室。也就是在这时他开始对科尔曼在 10 年前没有找到的血源性因子是什么感到好奇。研究人员多年来对这种物质的多种假设进行辩论，但还是不清楚这种物质到底是什么。当弗莱德曼向科尔曼了解进展状况时，这位老科学家承认他已经放弃了。科尔曼只是没有合适的工具来寻找 ob 鼠缺少的这种血源性因子，因而他一无所获。而弗莱德曼相信使用分子生物学的某种方法，一定能找到导致 ob 鼠缺少这种血源性因子的基因。他回忆说："1984年到 1985 年间我制定了一个克隆 ob 基因的计划，不过我知道这个计划要花费很长时间，而且有点冒险。"

在学术界，弗莱德曼是一个聪明、有竞争力且自命不凡的新手，但他还没有获得自己的名气和地位。如果能发现 ob 鼠缺少的这种血源性因子，不但可以一举成名，而且能证明自己选择的职业是正确的。弗莱德曼说："我当时雄心勃勃，想要获得成功。我知道克隆 ob 基因是证明自己的方法。更重要的是，这个有缺陷的基因激起我强烈的好奇心。令人难以置信的是，这些 ob 鼠的单一基因缺陷就可能导致动物饥不择食、体重达到正常体重的 3倍。ob 鼠再一次证明一种分子可以控制行为。很明显，无论哪种基因都可能发挥重要的作用。"

1986 年弗莱德曼在洛克菲勒大学组建了自己的实验室和研究团队，加入了寻找 ob 基因的行列。如果能够确定 ob 基因，科学家们将能够研究这个基因制造了哪种蛋白质，并研究这一蛋白质对人体产生的作用，但这一思路要冒巨大的风险。以前研究人员寻找某种基因时会从这种基因制造的蛋白质着手，然后再往前追踪制造这种蛋白质的基因。通过翻译这种蛋白质的代码，研究人员可以顺势找到相应的基因。而对 ob 基因来说，并没有与之对应的蛋白质作为查找的线索。科学家们预测由 ob 基因制造的这种蛋白质一定与缺少的血源性因子相关。研究团队要先找到这种基因，再对它进行多次克隆，通过这些克隆体确定它会产生哪种蛋白质。接下来要确定这种蛋白质是否就是缺少的那个血源性因子，最终证明是基因突变制造了错误的蛋白质，进而导致肥胖症。然而第一步——在数以万计的基因中寻找 *ob* 基因——无异于大海捞针。

为了更好地理解这一工作的困难程度，我们必须理解基因的组成——DNA（脱氧核糖核酸）。组成和维护人类身体的所有主要指令都是由 DNA 编码而成的。DNA 是一个生物大分子，它由呈双螺旋结构的两条长链组成，两条链中间的连接方式就像梯子的横档一样。每一条横档由两个连接在一起的亚基组成，这个亚基称为碱基，而每一条横档称为一个碱基对。人类的 DNA 中有 30 多亿个碱基对。因为 DNA 分子非常大，这个分子扭曲、缠绕、折叠在一起形成线团一样的结构，称为染色体。人类总共有 23 对或者说 46 条染色体。

每个染色体可以再细分为基因。基因包含人体内每一个蛋白质的 DNA 代码，最终促成人体器官和组织的形成。蛋白质的作用是构建细胞结构并执行人体的各项功能。人类染色体大约有 2 万个基因，它可以编码同样多的蛋白质。染色体和基因可以用图书馆和书来比喻。DNA 代表图书馆，染色体代表书架，而基因就是图书，每一本书都记载着如何编码一种蛋白质的说明，这些蛋白质在人体内具有不同的功能。

并非所有细胞都含有相同的蛋白质。眼部细胞不一定与膀胱的细胞含有相同的蛋白质，因为不同的部位具有完全不同的功能，这是有一定道理的。人类的每一个细胞都包含了这个个体的 DNA 复本，不同的基因根据细胞的不同作用被细胞选择性表达（最终翻译成蛋白质）。一旦找到基因与蛋白质的对应关系，科学家就可以复制这个基因（克隆）并合成相应的蛋白质。合成足够多的蛋白质后，科学家将给这些蛋白质做各种检测以确定它的功能。

在 DNA 长链中寻找一个 *ob* 基因的难度无异于在太平洋底部寻找一个

瓶盖。科学家们知道这个基因在某个位置，但谁都不能准确定位。在职业生涯中花费数年时间寻找这样一段基因称得上是一次孤注一掷的冒险，失败将会被学术界遗忘，而成功则带来名誉和地位。更复杂的是，*ob* 基因是隐性基因，这意味着几代之后症状才可能显现出来。因此，缩小染色体搜寻范围的工作非常困难。弗莱德曼的研究小组在他的同事鲁道夫（鲁迪）·利贝尔的帮助下，很可能要经过几代正常小鼠之后才能从肥胖症小鼠中找到 *ob* 基因。完成这项工作不仅需要花费很长时间，而且要有坚韧不拔的毅力，意志薄弱的人是无法做到的。雌雄小鼠交配，一次一对，以便研究人员寻找与肥胖症一起遗传的其他性状。研究人员发现，人类基因组中与肥胖症一起遗传的其他性状的基因位置也是非常靠近的。使用这一方法可以定位 *ob* 基因。弗莱德曼和他的同事总共培育了 1600 只小鼠，不断地分析它们的 DNA 模式的差异。他表示：“这是一个高重复性的烦琐工作，它吸引我们的唯一一点是，我们可能由此找到 *ob* 基因。”

仅仅是这一步工作（交叉繁殖小鼠并分析它们的基因，以便进一步缩小搜索范围）就用了差不多 8 年时间。

还有一件麻烦事，弗莱德曼为定位 *ob* 基因而使用的 DNA 标记和定位方法不能有效发挥作用。他不得不寻找新的方法来帮助定位。研究小组听说有一种新的技术称为“染色体显微切割术”，那时全世界只有少数研究人员会使用这种技术。这是一种可以切割某条染色体特定区域的技术：细胞在培养基中培养，在盐溶液中膨胀，然后将其从 1 米多的高度滴到显微镜载片上。由于重力的作用，细胞滴到载片上时会破裂，细胞中的染色体溢出。载片是倒置放入显微镜的，以方便研究人员看到小液滴中的染色体。然后用微型切割工具切割染色体以分离目标基因。整个过程要求操作者必须非常细致，稍有疏忽就会出错。

弗莱德曼说：“前 3 年左右的时间我们一直处于兴奋状态，没想到能使用这项技术。这在之前是完全无法想象的。当我上医学院的时候，没有人知道什么是囊性纤维化或肌营养不良症基因。有了这种技术，克隆这两种基因指日可待。而采用这种方式寻找一个突变基因是最令人兴奋的事。经过几年实践之后，我们就知道大概需要多长时间找到这个基因以及不确定性有多大。"在这一领域竞争加剧，如果其他人先发现这一基因，弗莱德曼多年的心血就可能白费。他说："我决定倾尽全力。这样的话，即使没有发现这个基因，我也不会后悔。"

出　院

蕾拉的体重仍在增加，不过出院回家的时间到了。她以后的生活可能很悲惨，要不就是极度饥饿，要不就是因过度肥胖被人瞧不起，最后还可能因肥胖症并发症而过早死亡。

蕾拉的医疗小组成员之一——临床遗传学家谢赫拉·穆罕默德博士想尝试最后一种方法。斯蒂芬·欧拉希利是英国剑桥阿登布鲁克医院代谢医学专业的教授，他成功地发现一名患者的肥胖症源于遗传缺陷——激素原转化酶的基因异常。这位患者从两岁开始患上肥胖症，没有医生能找到病因。不过欧拉希利注意到患者的这个基因突变使她的胰岛素无法正常分泌。穆罕默德博士想起曾听过欧拉希利教授的一次相关演讲。

欧拉希利回忆道："激素原是正常激素的前体，我们在她的血液里发现大量激素原水平异常，而她又不能将这些激素原转化成正常的激素。我们联想到，激素原水平异常一定与她的肥胖症有关。突然我灵光一现，'天啊，如果内分泌异常会导致肥胖，这表明体重是受生命活动调节控制的。世界上很可能还有许多严重肥胖症患者也存在类似的问题。'我豁然开朗，对肥胖症有了完全不同的理解。这就像是思维打开了一扇门。脂肪存储的调节并不是随意的，也不是简单地与压力有关。"

欧拉希利从新的角度看待肥胖问题，使他在内分泌界声名鹊起。另外，由于出色的问题解决能力，他发现了其他人没有发现的肥胖症，引起了很多人的注意。穆罕默德博士向欧拉希利博士提出，他是否可以看一下蕾拉的病历。

"我们找到它了！"

弗莱德曼还在继续努力。从 1986 年到 1993 年，他的研究小组把工作重心放在缩小 *ob* 基因的查找范围上。然而，他们当时还是要从 220 万个 DNA 碱基对中找到 *ob* 基因，难度相当大。弗莱德曼不得不发挥一点创造力，他采用了另一种手段，将 DNA 片段插入携带小鼠 DNA 的人工酵母菌株内。这种酵母细胞经过特殊处理后可以进行额外的测试和分离，从而将 *ob* 基因的位置缩小到 650000 个碱基对的范围内。几个月的时间过去了。弗莱德曼后来回忆道："那段时间工作非常紧张。我们已经离目标很近，但还是不能准确定位。"

当时其他科学家也在寻找 *ob* 基因，竞争非常激烈。弗莱德曼听说在西雅图、波士顿和日本都有学者在研究这一课题，希望完成科尔曼没有完成的工作。弗莱德曼很清楚在科学界第二名就意味着与荣誉无缘。竞争的加剧促使他更加狂热地投入到工作中，他说："我担心某一天接到电话，有人告诉我他先行找到了 *ob* 基因，然后和我说声抱歉。以前曾经发生过这种事，它也许会发生在我的身上。想到这里我就要疯了。每次有人打电话时，我都祈祷他们不要谈小鼠基因的问题，我害怕他们向我传达坏消息，告诉我哪个科学家发现了 *ob* 基因。"

弗莱德曼和他的研究小组加快了工作进度。为了寻找 *ob* 基因，他甚至将自己的个人生活搁置一边。"这段时间我的生活没有什么别的乐趣。那时候我已经遇见了现在的妻子，但 *ob* 基因有了下落之后我才会考虑结婚，不然我会心神不宁。那时的我心中只有事业。"

然后他又遇到了另一个问题——资金。弗莱德曼的项目有基金支持，但是他说："到下一次基金审批时，如果还没有找到 ob 基因的话，很明显我无法再拿到赞助。"他同时面临多重挑战：与竞争者赛跑，承受财政压力，还要证明自己在科学界的地位。在压力面前他没有退缩，而是更加努力。当研究进入下一阶段时，他使用了一种称为"外显子捕获"的技术，这使他的搜寻范围缩小到几百个碱基对。此时目标已经近在眼前。研究小组的成员们抑制不住兴奋的心情。这就像原来要在太平洋底部找到一只瓶盖，现在搜寻范围缩小到只有足球场大小。

在寻找 ob 基因的过程中，他们又有了新的惊人发现——在 DNA 的 ob 基因表达区域，他们发现一种只有在脂肪细胞中表达的蛋白质。看起来是脂肪的作用使 ob 基因携带者可能患上肥胖症。脂肪细胞的 ob 基因表达说明脂肪受自身控制。如果这个假设正确的话，肥胖症研究的思路将做出改变。想到这个惊人的发现有可能被证实，弗莱德曼兴奋得睡不着觉。他更坚定了找到 ob 基因的决心。

1994 年 5 月，一个周六的晚上，弗莱德曼来到实验室工作。他的助手此前一直在检测 ob 基因是否在脂肪内表达，但当天她请假去参加一场婚礼。弗莱德曼联系不上她，但也不愿意白白浪费时间。他查阅她的文件并自己找到了实验需要的所有材料。他工作到深夜，做了最后的实验确认 ob 基因是否在脂肪细胞内表达，然后才回家睡觉。可他睡不着，第二天早上 5：30 他又回到实验室。

周日早上创造历史的时刻来了。弗莱德曼意识到他终于找到了 ob 基因和它的表达产物，而且他发现 ob 基因确实是在脂肪组织中表达的。"我去冲洗照片，照片上的图像明确显示我们不仅发现了 ob 基因，而且证明了科尔曼的假设很可能是正确的。我的脑海里几乎同时出现这两个想法，但我还是不太敢相信自己。我待在暗室里，背靠着墙蹲下来给女朋友打电话，告诉她我们找到它了！ *ob* 基因就在染色体的这一段，它的表达改变了。奇怪的是，尽管 *ob* 基因表达可以发生在其他区域，但它仅在脂肪中表达。我只能说这是一个令人难以置信的瞬间，我觉得这真是神在帮助我。"

弗莱德曼发现的蛋白质确实是 *ob* 基因表达的产物，这种蛋白质仅仅在脂肪组织中产生，如果脂肪组织存在正常的 *ob* 基因并表达为相应的正常蛋白质，那么小鼠就会变瘦。如果脂肪组织中存在突变的 *ob* 基因，则会引起蛋白质异常，导致小鼠不停地吃东西，最终患上肥胖症。*ob* 基因的表达产物与食欲相关，表明脂肪是一个聪明的、交互式的器官，能掌控自己的命运。弗莱德曼和他的团队相当兴奋。那天晚上，他和几个朋友来酒吧庆祝。他告诉他们："这件事绝对会很轰动。"

这个发现会很快给科学界带来震动，不过弗莱德曼还有工作没有完成。既然已经知道 *ob* 基因的位置，他可以将其克隆，多制造一些副本。这样做可以让他和他的同事在实验室中合成相应的蛋白质。一旦合成足够的这种蛋白质，他们就可以在小鼠身上进行测试。他们发现将这一蛋白质注射入正常小鼠体内后，小鼠变瘦了。它们的肌肉和骨骼量没有变化，只是脂肪减少了。将这种蛋白质注射入 *ob* 鼠（即科尔曼实验中将其与 *db* 鼠连在一起、最后饿死的那种小鼠）体内，结果这些 *ob* 鼠也变瘦了。当把这一蛋白质注入 *db* 鼠体内时，却没有发生任何变化。这一结果与道格拉斯·科尔曼近 20 年前的发现完全吻合，证明弗莱德曼找到了血液中的这种血源性因子。

弗莱德曼确定 *ob* 基因合成的血源性因子是一种小分子蛋白质，它由脂肪细胞分泌入血，与激素分泌入血的方式类似。这种蛋白质如果是正常表达的产物，其作用是抑制食欲。但 *ob* 鼠携带的突变基因合成了一种异常的蛋白质，因此它们不能获得停止进食的指令。正如科尔曼预料的那样，*db* 鼠则合成了过量的这种蛋白质，某些原因使它们不能对该蛋白质做出应答。

弗莱德曼将他的研究对象扩展到人类身上，他确定人类也存在类似的 *ob* 基因，并伴有血源性因子缺失现象。他将人类的这种血源性因子注入 *ob*

鼠体内，果然 *ob* 鼠也出现了减重现象。他建议将这种小分子蛋白质命名为"瘦素"（leptin），这一词语来源于希腊语 *"leptos"*，意思是"瘦"（thin）。

弗莱德曼的研究发表在 1994 年的《自然》杂志和 1995 年的《科学》杂志上，论文发表后震惊了科学界。人们当时认为脂肪是一种油腻的惰性组织，它会危害人类健康。脂肪怎么可能会有自己的目标，甚至能控制人类的行为呢？

弗莱德曼解释说："这真是一次神奇的体验，令人难以置信。可以从下面的角度理解这个聪明而简单的解决方案：如何管理机体的营养状况是自然界的一个重要问题。我们每年要消耗数百万千焦的能量。人体内有几千克的脂肪储存能量，有充足的理由相信一定有某种方式在进行能量调控。面对数万计的能量，自然界是如何解决如此大规模的能量储存和消耗问题的呢？那一刻答案变得清晰起来，一种称为瘦素的激素可以准确地对体内储存的能量做出反应。"

弗莱德曼的论文掀起一股研究热潮，人们举办各种研讨活动以更好地理解瘦素对身体的影响。弗莱德曼和其他人的研究表明，瘦素分泌量因体脂量的不同而不同。瘦素从脂肪分泌入血，与调节食欲的下丘脑部位的物质结合。打个比方就是大脑要确认脂肪吸收营养、得到照顾后才会发出停止进食的信号。研究人员还确认 *db* 鼠大脑中的瘦素受体存在缺陷，使它无法与瘦素结合，不能标记瘦素的存在。这也解释了为什么给 *db* 鼠注入更多瘦素也没有什么效果的原因。另一方面，*ob* 鼠大脑中的瘦素受体是正常的，但它无法生成足量功能正常的瘦素，因而它的受体没有做出任何应答。

弗莱德曼的发现重新定义了脂肪，开创了全新的研究领域。脂肪不再被视为简单的油脂，它是一个可调控的内分泌器官，对身体的很多器官产生影响。脂肪可以通过瘦素与身体对话，它会告诉大脑停止进食。当它拒绝传递信息时，脂肪能促使我们吃得更多。

弗莱德曼说："你得到一个确定的答案，而且看到一种令人惊讶的美，这可以从那张 X 光照片上表现出来。虽然从某个角度看它就像几个斑点，可是对我来说，包括对后来人来说，这是一种不可思议的力量，它向我们表明自然界解决了一个棘手的难题。在某种程度上，这就是美的本质。它有着更深层次的意义，一种长期的重要意义。"

弗莱德曼的发现还会成为那些脂肪代谢障碍症患者的福音，这些患者的脂肪细胞萎缩或者消失。因为他们没有脂肪，也不能合成瘦素，他们会不停地进食，正如我们在第 1 章专门提到的克里斯蒂娜·韦纳这位年轻的女患者一样。他们的身体虚弱，长期处于痛苦之中，很多患者过早死亡。直到瘦素被发现并应用于临床，医生才有治疗这种疾病的有效方案。可以说是瘦素拯救了克里斯蒂娜的生命。

瘦素的发现非常重要，2010 年弗莱德曼和科尔曼因它的发现获得生物学界最负盛名的奖项之一——拉斯克奖。弗莱德曼在科学界终于获得一席之地，他的父亲为此感到骄傲。

蕾拉的病好了

欧拉希利博士读了弗莱德曼关于 *ob* 基因及其对肥胖影响的研究报告后相当激动。他看过蕾拉的医疗报告后，直觉告诉他蕾拉的 *ob* 基因可能发生了突变。她的很多症状与 *ob* 鼠类似：非常肥胖，无法抑制进食的冲动，胰岛素水平过高。欧拉希利博士急于验证自己的假设，他给蕾拉做了皮肤活检，并让他的研究小组进行基因分析，查看是否存在 *ob* 基因突变的标记。他们使用了凝胶电泳技术，这是一项分离基因片段的现代技术，根据不同基因片段在凝胶中的位置将它们分离。他希望这一检测可以找到突变的 *ob* 基因，但结果显示在 *ob* 基因应该出现的片段并没有发现这一基因。

欧拉希利很沮丧，他原以为能发现第一个人类的 *ob* 基因突变病例，而且他仍然无法破解蕾拉的肥胖之谜。蕾拉控制不住的进食欲望、不断增加的体重还在困扰着他。

几个月后，萨达夫·法鲁基，一位新的临床研究人员加入了研究团队。她的第一个项目是评估某种测试是否可以测量血液中的瘦素水平。这个测试看起来似乎可行，所以欧希拉利就让她来检测蕾拉和她表弟的血液样本。法鲁基回忆说："我本来以为这两个儿童的瘦素水平很高，因为脂肪产生瘦素，而且他们的体重超标。可是当我做完测试后发现他们的血液样本中几乎检测不到瘦素。我的第一感觉是'我的实验做错了'，因为这太不正常了。我们没有第二份样本，没法再重做测试，所以，我和蕾拉的家人联系，再抽取一些血液样本。我重新做了一遍测试，结果依旧相同，样本中检测不到瘦素水平。我想：'天啊，这里一定有古怪。'"

研究小组重新查看一年前为蕾拉所做的 DNA 分析的数据，仔细检查照片中 *ob* 基因所在的片段位置。他们注意到一些奇怪现象：确实有一个额外的片段之前没有检测出来，因为它与另一个片段紧密地排列在一起。这个新发现的片段就是 *ob* 突变基因，与 *ob* 鼠一样，它的两个副本都发生了变异。欧拉希利原来的直觉是对的。蕾拉体内携带人类的 *ob* 突变基因，因而不能产生瘦素。这也可以解释为什么蕾拉不能抑制自己的进食欲望。

有家公司已获得洛克菲勒大学授权，正在进行给患者注入瘦素的初步实验。欧拉希利与这家公司取得联系，他们可以供应瘦素给蕾拉。欧拉希利和法鲁基开始每天用瘦素治疗蕾拉，她的巨大食量明显得到控制。她只需要吃原来一顿饭的一小部分就饱了，与几个月前大不相同。欧拉希利回忆说："瘦素治疗的效果是惊人的，4 天之内可以明显看到她的食量大幅减少并保持这一状态。她治疗后的食量只是过去的 1/4。以前她就是一台进食机器，现在变成了正常的孩子。"

进一步的研究表明瘦素不仅有抑制食欲的作用，还参与脂肪代谢。没有瘦素的小鼠不怎么活动，消耗的脂肪也不多，只是不停地吃。蕾拉体内也没有瘦素，她把所有的时间用于进食，却不能像正常人一样消耗脂肪。这就是为什么她住在医院里严格控制热量摄入，却只能减缓体重增加的速度，不能达到减肥的目的。

经过 6 个月的瘦素治疗，蕾拉瘦了 16 千克，患糖尿病和心脏病的风险已降到正常水平，她可以出来活动了。由于连续使用瘦素治疗，她终于能够像正常孩子一样生活。

欧拉希利和法鲁基确诊蕾拉的表弟也存在 *ob* 基因问题。近亲结婚使后代基因突变的概率增加。幸运的是，她的表弟还是个两三岁的孩子，因为及时用瘦素进行治疗，他不会再遭受蕾拉童年时所受的痛苦。

欧拉希利和法鲁基治愈了蕾拉的肥胖症，此后他们又确诊了另外 30 名左右的儿童体内存在 *ob* 基因突变。欧拉希利说："在其他国家还有许多存在同样问题的孩子，他们在童年或少年时期就离开了人世。这不仅仅是外貌问题，而是一种致命的疾病。肥胖症会导致儿童免疫功能低下，过量的脂肪会引起肺部感染，使他们无法正常呼吸。"

欧拉希利现在成为肥胖症发病机制分子生物学研究的支持者。他说："基因能引起肥胖，人们现在还不接受这个观点。人类行为是受基因驱使的，不管这句话被重复多少遍，很多人依然觉得无法接受。人类并非完全受自我意识控制，我觉得大家不喜欢这个概念。大脑中一些奇怪的基因变化促使我们把手伸向了饼干盒，很多医生都不认同这一点。"

蕾拉是弗莱德曼研究的受益者，她发自内心地感谢他。此后她继续注射瘦素以保持正常的体重，过上了充实的生活。现在她已大学毕业，是一位年轻漂亮的职业女性，很快就要步入婚姻殿堂。

尽管瘦素的发现具有里程碑式的意义，但它只是破解脂肪秘密的开端，从那时起人们增添了许多与脂肪相关的新词汇。比如研究人员发现脂肪分泌一些特有的激素，包括脂连素（又称脂连蛋白）、抗胰岛素蛋白、降脂蛋白、视黄醇结合蛋白 -4、脂肪营养蛋白和内脏脂肪素。他们正在努力研究每一种激素在体内的作用。脂连素是这些激素中最有特色的，被证明与健康脂肪的分布有重要关系（本书第 4 章将详细描述）。人们对脂肪的理解经历了一个过程，开始认为它过量堆积一无是处，如今事实表明它是一个聪明的内分泌器官，与身体从多方面多层次进行着交流。

第 3 章

脂肪与生活息息相关

正如我们所看到的那样，科学界最终接受了脂肪可以与其他身体器官和组织对话的说法。为了身体健康，脂肪必须这样做。脂肪还能做得更多。事实证明，它可以增加大脑容量、强健骨骼、强化免疫系统功能、促进伤口愈合，甚至可以延长我们的寿命。脂肪的影响力远超我们的想象。

这些神奇的发现要归功于一群科学家坚持不懈的努力，他们坚信实验数据，不理会同行的冷嘲热讽。我们要特别感谢一位执着的科学家发现脂肪在生育方面发挥的作用。

脂肪赋予我们生命

罗斯·弗里施博士是哈佛大学公共卫生学院的研究员，他在那里工作了40多年。她是学术界的开拓者，不仅仅因为她是第一位开展脂肪研究的女科学家，而且因为她敢于冒险，敢于挑战被人们忽视的问题。

1943年弗里施获得了威斯康星大学遗传学博士学位，她的博士论文是关于人口增长率的研究。随着时间的推移，遗传学更注重分子水平的研究，而弗里施喜欢更广泛的课题，所以她申请了哈佛大学人口研究中心的项目，观察人口结构的变化及其对社会学和经济学的影响。她非常渴望加入这个项目，以至于竟然接受了其中的一个初级职位——项目助理。这个职位的时薪只有几美元，好在她的丈夫是麻省理工学院的教授，可以让她安心地追寻自己的理想。

1975 年她被授予著名的约翰·西蒙·古根海姆纪念基金会奖，当基金会询问她在哈佛的薪水时，弗里施的回答让他们大吃一惊。他们以为她误解了薪水的意思，所以又问了一遍："不是你的月薪，而是年薪。"她回答说："这就是年薪。"研究中心最后不得已给她提高了薪水。

在研究中心弗里施与她的导师罗杰·芮弗里希一起合作。他们做的第一个项目是预测世界的粮食需求。这需要确定发展中国家人民的体重，预估他们每天的能量需求。弗里施承担了这项单调乏味的工作，收集成千上万条信息并进行数据汇总。在工作过程中，她有一个意外的发现：女孩子体重增长最快的时期似乎发生在初潮（青春期第一次月经）之前。这个发现很有意思，但更有趣的是，每个女孩快速增长体重的时期与她所在的区域位置有关。比如，住在市区的巴基斯坦女孩子在 12 岁左右体重增长迅速，这与她们月经初潮的时间保持一致。而郊区的女孩子体重增长最快以及青春期到来的时间是 14 岁，整整晚了两年。为什么会这样呢？

以前曾有人研究青少年的身高与青春期的关系，但没有报告讨论青春期与体重的相关性。当弗里施向这一领域的学者咨询相关研究时，她被告知女性体重这一领域完全不值得研究，因为变量太多，无法得到有价值的科研成果。但弗里施相信自己会有所发现，她要追寻这个问题的答案。经过进一步分析，她发现无论女性何时发育完，在月经初潮前她们增加的体重大致相当，而月经初潮发生时女性平均体重约为 46.7 千克。由于某些未知的原因，体重在青春期发育中起着关键作用。

弗里施相信自己的研究结果，1970 年她与芮弗里希在《科学》杂志上共同发表了相关论文，《科学》杂志是由美国科学促进会出版的权威期刊。在这篇论文中，她提出女性健康对生育起重要作用。不过学术界对这一论文的反应并不友好，他们大多持冷淡和怀疑态度。体重怎么可能影响生殖系统的发育呢？另外，这位罗斯·弗里施博士是何方神圣？

弗里施在一个儿科医生论坛上发表演讲时，观众的反应让她很不舒服，演讲结束时台下鸦雀无声。一阵尴尬之后，观众席上终于有人站起来提问："弗里施博士，请问你读的是什么专业？"显然这不是一个友善的问题。"我是遗传学博士。"她回答。"那么，罗杰·芮弗里希呢？"提问者继续问。"哦，罗杰是我所在的人口研究中心的主任，她是一位海洋学家，我们一起共事。"观众席上又是一阵沉默。当她在另一个关于人口福利问题的论坛上演讲时，听众是一群杰出的经济学家，而他们竟然以为月经初潮是某种蔬菜！

弗里施在争取哈佛同事的认同时也费尽周折。"一名女性想做成一番事业很难，而且我的研究课题与性别、月经初潮以及生育能力有关，这个话题并没有太多人讨论。"丽莎·伯克曼是哈佛大学人口研究中心的一位主管，她在向《纽约时报》的记者谈到弗里施时说，"人口研究中心的男同事们开会时让她做笔记，把她当成一名秘书，但事实上她与他们一样，是一位出色的科学家。"

弗里施的研究成果得到的并非都是负面评价。内分泌和生殖生物学界一批有见地的研究人员支持她的观点。她还有一个优点就是执着。格雷丝·怀沙克是哈佛大学公共卫生学院的生物统计学家，也是弗里施亲密的合作者和朋友。在她们合作期间工作环境对女性并不友善，她们的课题研究也不受重视，但她们互相支持、互相鼓励，完成了很多项目。怀沙克说："罗斯一直坚持她的立场。她没有说：'既然他们不喜欢我的论文，我就把它忘了吧。'她努力工作来证明自己的观点。"

对事业的坚持让弗里施继续研究这一课题，她想知道是什么因素导致体重与青春期发动有关。到底与哪个因素有关呢？是水、肌肉、软组织、骨骼还是脂肪呢？弗里施运用各种方法比对女孩子的不同指标，如检测体内水分含量，还为她们做了磁共振成像。经过一段时间的数据分析后，她发现青春期脂肪组织增长得最快。女孩子在月经初潮前的体脂率大约增加了 120%，平均为 6 千克左右。弗里施认为女孩子青春期发动需要至少 17% 的体脂率，而女孩子在 16 岁以后为维持正常的月经周期需要 22% 的体脂率，体脂率达不到这一标准的女性将不具备生育能力。这个结论令人震惊。人们过去认为女孩子长到一定年龄时青春期就会自然发动，而弗里施发现女性的性成熟度与脂肪直接相关。

弗里施认为，身体与脂肪之间存在着某种关联。新生儿能否存活与其体重有关，而婴儿的体重又与母亲怀孕前的体重以及她妊娠时增加的体重有关。脂肪对身体来说是个信号，它标志着身体是否有足够的营养供后代生存。

1974 年，弗里施在《科学》杂志上发表了一篇论文，题为《脂肪在女性月经周期的启动与维护中起决定性作用，体重身高比需达到最低标准》。她的论文依然没有引起什么反响。有一次她在哈佛大学医学院上生育课，当她讲述自己发现脂肪对身体发育的重要性时，这些未来的医生们既没有表示惊讶，也没有因为好奇而提出问题。他们似乎觉得上课的内容很无聊，表现得没有耐心。弗里施认为他们过于年轻，从男性角度思考问题，无法理解这一内容。

随着时间的推移，弗里施的研究成果逐渐被人们了解，她开始接到一些生育专家的咨询电话，询问关于患者不孕的问题。这些医生和弗里施交流他们对体重和发育关系的认识。1979 年，弗里施收到一封来自纽约的放射科医生劳伦斯·文森特的来信。他的诊所附近有一家芭蕾舞工作室，经常有芭蕾舞演员到他的诊所治疗外伤。在治疗过程中，他越来越担心她们的身体健康。他说："当这些芭蕾舞演员演出前称体重时，编舞老师就坐在体重计前看读数。如果演员们体重增加，后果就会很严重。"文森特说他上班时经常让这些演员搭他的顺风车。他特别提到："在这个工作室中见不到天真烂漫的少女，我看到一位面色苍白、形容憔悴的 17 岁女孩，她目光低垂、眼圈发黑。她的样子看起来健康状况不佳，看不出运动后应有的健康与活力。她看起来病恹恹的。"原来这个姑娘只吃了一个橘子和一片杧果，却跳了整整 7 个小时的芭蕾舞。文森特希望弗里施与他一起调查芭蕾舞演员的健康状况。

他们抽取了不同年龄段、不同功底的 89 位芭蕾舞演员作为调查样本，让她们填写健康调查问卷，查看她们的过往病历。结果发现只有 33% 的演员有正常的生理周期，超过 22% 的芭蕾舞演员没有出现月经初潮，其中 6 个演员已经超过 18 岁。三成演员的月经周期不正常，而另外 15% 的演员 3 个月都没有来月经。这些芭蕾舞演员的平均月经初潮年龄比普通人晚一年以上。

有趣的是，如果这些芭蕾舞演员一旦因伤停止跳舞，她们的月经周期就会恢复正常（或出现月经初潮）。如果她们恢复训练，月经的正常周期又会被打断。进一步的研究表明，那些有正常月经周期的舞蹈演员的体脂率至少为 22%（这符合弗里施最初关于十五六岁女孩子月经周期与体脂关系的结论），而那些月经周期不正常的女孩子的体脂率大约只有 20%。另外，完全没有月经的芭蕾舞演员的体脂率只有 19% 或更低。

受到这一调查结果的鼓舞（尽管对芭蕾舞演员来说这是不利的消息），弗里施决定研究其他领域的专业运动员。她招募了 21 位游泳运动员、17 位跑步运动员和 10 位非运动员作为对照组，在运动员训练阶段一直跟踪她们的健康状况。她发现这些运动员的平均月经初潮年龄要比普通人晚 1.1 年。另外，她们与普通人相比还有些细微的区别：如果运动员在月经初潮前开始训练，初潮年龄会晚得更多，约 2.3 年，平均月经初潮年龄为 15.1 岁。可以看出，月经初潮前开始训练的运动员的初潮时间比初潮后开始训练的运动员要推迟 1 倍时间。运动员在初潮前每增加一年严格训练的时间，初潮时间将会推迟 5 个月。

在研究中，他们还惊奇地发现：尽管每个运动员都希望通过运动减去臀部和大腿的脂肪，实际上她们只是胸部变小了。

根据弗里施的调查报告，大运动量训练和体脂率低可能阻碍青春期的发动。调查对象的食量一旦增加，她们就可以恢复正常的月经周期，而恢复的快慢与大运动量训练导致的月经周期不正常的时间有关。有些运动员只需要增加或减少 1.4 千克就可以使月经周期恢复正常或闭经。

弗里施的调查数据如此精准，她的研究受到了越来越多的关注。科学家和医生读了她的研究报告后开始关注这一现象。以前似乎没有人注意到月经周期与体脂率有关，甚至连妇科专家也没有注意到这一点。在她的论文发表几年后，女运动员经常给弗里施打电话，向她咨询为了怀孕她们还需要增加多少体重。弗里施的儿子亨利说，其中一些女性甚至将她们的女儿取名为罗斯，以感谢他的母亲给予的帮助。

生育专家估计，约有 12% 的不孕妇女是专业运动员，月经周期不规律最常见于芭蕾舞演员和长跑运动员。最近的一些研究表明，27% 的芭蕾舞演员和 44% 的长跑运动员月经周期不正常。

莎拉·乔伊斯来自美国印第安纳波利斯 [1]，她是一位著名的长跑运动员，也是弗里施调查的当代案例之一。乔伊斯很小就热衷于长跑并参加马拉松比赛。2009 年是她运动生涯的高峰期，她的身高为 155 厘米，体重为 38.5 千克，身上几乎没有一点脂肪。她可能以为这代表着身体健康、体形优美，直到她发现自己不能受孕时才意识到身体有问题。当时她才 20 多岁。乔伊斯努力保持瘦削的体形，然而这正是她无法受孕的原因。通过专业治疗并增加食量后，乔伊斯生了一个女儿。后来她告诉 ABC 新闻记者：“我可能太紧张了。如果我想再要一个孩子的话，我会改变我的运动保养方法。”她反思后总结道：“在健康饮食和持续训练之间应该有个平衡，我后来有意识地多吃一些营养品。现在我的丈夫让我不要在每份食物中都添加坚果和奶酪了。”

---

[1]　印第安纳波利斯是美国印第安纳州最大的城市，也是该州的首府。——译注

为什么女性保持生殖功能健全和维持正常的月经周期需要一定的脂肪量呢？20世纪70年代加州大学旧金山分校的彭蒂·西泰里和得州大学西南医学中心的保罗·麦克唐纳发现脂肪是雌激素的来源之一。女性的皮下脂肪（即储存于皮肤下的脂肪组织）可以将男性激素（雄激素）转化成雌激素。脂肪组织通过一种称为芳香化酶的物质完成这一转换。年轻女性在卵巢和脂肪中都可以合成雌激素。（绝经后妇女主要在脂肪中合成雌激素）。然而过瘦的年轻女性体内雌激素水平偏低，子宫内环境不像雌激素水平正常的妇女的子宫那样适合胚胎生长。正如我们预计的一样，这些女性还会出现哺乳障碍。

1995年杰弗里·弗莱德曼发现的瘦素（在第2章中提到的饱食感激素）表明脂肪与生育存在着重要的关联。弗里施查阅了弗莱德曼在《科学》杂志上发表的论文，然后给弗莱德曼发送了一些她写的关于脂肪和青春期的论文。弗莱德曼回信说："给一只不孕的大鼠注射瘦素就可以让它怀孕，我觉得你应该会有兴趣了解这件事。"体脂率低会对生殖功能造成损害，蛋白质是其中一个不为人知的关联因素。很快加州大学旧金山分校的法里德·谢哈卜在《科学》杂志上发文称，给正常小鼠注射瘦素，它们会比注射安慰剂组的小鼠发育得更早，它们的生殖系统组织（包括卵巢和子宫）比对照组小鼠发育得更快。人类研究也显示在女性青春期快速生长阶段检测到瘦素水平提高，这可能激活体内促性腺素释放激素（GnRH），GnRH触发了青春期的发动。如果脂肪没有合成足够的瘦素启动青春期，生殖系统的发育就会推迟。

体脂率低不只影响女性的生殖系统，对男性也有影响。成年男性热量摄入不足的早期症状是性欲减退，如果继续减肥，将减少前列腺液的分泌，最后精子活性降低、寿命变短。若男性体重下降过多，如比标准体重轻25%，则精子产量也会下降。

脂肪在男性发育中也发挥作用。一个典型的例子是一位22岁的土耳其青年，他的瘦素基因的两个副本都出现变异，导致脂肪释放的激素水平非常少。结果他的睾酮分泌过少，他没有出现青春期发育特征，没有胡须和体毛，阴茎和睾丸没有发育。他的 34 岁女性亲属也发现瘦素基因的两个副本均发生变异，导致没有正常的月经周期。

尽管这两位患者已经成年，但当开始注射瘦素后重新进入青春期发育。这位男性患者的睾酮分泌量增加，肌肉力量加强，精力更好，体毛开始生长，甚至他的阴茎和睾丸也开始增长变大。他的女性亲属的月经周期恢复正常。

然而科学家关心的是这两位患者在治疗前后行为方式的显著变化，注射瘦素怎么会改变行为方式呢？可以肯定的是他们强烈的饥饿感消失后饮食习惯发生了改变。除此之外，瘦素还大幅提高了他们的心理成熟度。在治疗期间，这两位患者的行为更像个孩子，温顺听话。而瘦素治疗两周后，他们的行为表现得更加坚定自信，像个成年人。脂肪通过控制瘦素的合成，从生理上和心理上调控我们向成人转变的启动开关。青少年希望拥有迷人的身段、急于长大成人，不过他们得知道脂肪对身体有多重要！

值得注意的是，体脂率低下会引发生育障碍，而过高也会产生同类问题。不论男女，肥胖都会导致雄激素和雌激素比例失衡，引起男性勃起功能障碍，女性月经不调。肥胖妇女体内的雌激素、胰岛素和瘦素水平偏高，干扰了生殖系统的正常运作。体脂率过高或过低对身体都是不利的，只有体脂率保持在合适的范围内才适合胎儿出生。

戴维·霍夫曼是美国佛罗里达州的生殖健康专家，他每天的工作都受益于弗里施和其合作伙伴的研究成果。他的咨询对象为那些体脂率低的专业运动员和芭蕾舞演员。他说："这些患者的主要问题都缘于体脂率过低。我有一份激素和其他检测清单。我想确认他们的能量储备是不是充足，理想情况是他们的 BMI（体重指数）保持在 19 ~ 25 的范围内，但实际上这些患者从来没有达到这个标准。所以，我的目标是保证他们有健康的饮食结构，争取将月经周期恢复正常。"

洛杉矶的生育专家沙欣·盖迪尔博士说："我们遗憾地在南加州看到很多饮食失调症患者。体重过轻主要由厌食症或贪食症引起。对这些患者来说，她们基本上已经闭经……当她们的体重增长、脂肪含量增加、BMI值回升时会自发地恢复排卵。这种情况一次又一次重现。"

霍夫曼补充说："太瘦或太胖的女性流产的可能性都比较高。体脂率必须控制在适当的范围内。如果太瘦了，女性就会停止排卵，从而导致无法受孕。有些女性为了怀孕而不得不减少一点训练量，同时增加进食量。但如果女性太胖（BMI值大于34），脂肪组织合成过多的雌激素，就会引起月经周期不正常，中断排卵。因此，肥胖孕妇会出现诸多健康问题。"

脂肪对身体健康非常重要。没有脂肪就没有青春期，会造成生殖系统发育迟缓，无法怀孕。女性孕育生命必须要有适量的脂肪。

罗斯·弗里施于2015年年初去世。由于她的性别和与众不同的观点，她的发现在过去几十年中常被人怀疑，但现在人们把她的研究成果视为基本常识。目前，世界各地的生育专科都将体重与脂肪相关因子作为备孕女性的常规检测项目。

脂肪和骨骼相辅相成

脂肪的雌激素合成机制不仅在青春期和生殖系统发育方面起重要作用，对骨骼也产生重要的影响。无论男女，体脂率过低都会导致雌激素水平低下，反而使骨骼强度下降。为什么会出现这种情况呢？

人们可能不知道脂肪细胞与骨细胞的来源是相同的，它们都由骨髓内的干细胞分化而成。这些干细胞属于人体内的多功能干细胞，可以根据身体的需要分化成各种不同功能的组织细胞。这些最终转化成脂肪细胞的干细胞也同样有能力分化为骨细胞。脂肪与骨骼就像双胞胎出生于同一个地方，它们彼此之间存在着特定的关系，在一定的条件下可以互相转分化，有学者曾在实验室体外环境下对已分化为脂肪细胞的干细胞进行诱导培养，将其转化为成骨细胞。这听起来像科幻小说，但是事实。

那么，在什么情况下骨髓干细胞会分化成成骨细胞或脂肪细胞呢？这取决于所处环境和身体的需要。此前的研究发现超重的人骨骼更强壮，其中一个原因可能与体重有关。超重的人体内的干细胞会分化成新的骨细胞以强化骨骼。通过骨密度（BMD）比年龄更能准确预测骨折风险，而体重较好地反映了骨密度的大小。

雌激素也会影响干细胞向骨细胞或脂肪细胞的分化。脂肪量不足不仅使BMI值过低，还会导致雌激素分泌不足。在这两种情况下都会产生骨质疏松，对神经性厌食症患者来说，骨折的风险很大。由于厌食症患者体内脂肪含量过低，个体调节机制重视脂肪的需求而忽略骨骼，诱导骨髓干细胞分化成脂肪细胞而不是新的骨细胞，骨骼内分化过多的脂肪细胞，导致骨质疏松，因此也更容易发生骨折。

绝经后妇女更依赖脂肪保护骨骼。这不仅因为体重是触发干细胞分化为骨细胞而不是脂肪细胞的因素，而且因为卵巢停止合成雌激素后，脂肪成为雌激素的主要来源。脂肪中的芳香化酶将雄激素（男性激素）催化成雌激素，它的活性随着年龄增大而加强。因此，绝经后妇女雌激素的分泌与骨骼强化均依赖于脂肪。

乔纳森·托拜厄斯博士是英国布里斯托大学的研究员，他对4000个男孩和女孩的骨皮质（分布于骨骼外周表面的骨密质）质量进行了研究，发现脂肪是影响骨骼发育的主要因素。他说："雌激素在骨骼发育方面发挥重要作用。如果雌激素分泌不足，就会影响骨骼形成。体脂量减少过度，尤其是女性体脂量过少，可能对正在发育的骨骼产生不利影响，导致以后患骨质疏松症的风险增加。"

脂肪组织可以通过合成雌激素和机械的承重作用对骨骼产生影响，但这个影响并不是单向的。骨细胞也可以合成一种称为骨钙蛋白的激素向脂肪发送信号。通过信号级联发大，这一激素诱导胰腺分泌更多的胰岛素，最终增加体脂量。总之，骨骼促进体脂量增加，反过来脂肪也会促进骨量增加，骨骼与脂肪互相促进、相辅相成。

大脑容量和脂肪

另一个受体内脂肪影响的器官是大脑，这听起来也令人惊讶。携带 *ob* 基因变异的小鼠几乎不合成瘦素，这会使它们的大脑重量和体积减小。研究人员甚至发现这些小鼠大脑的重要区域（如大脑皮质和海马区）的神经元数量减少。此外，与正常小鼠相比，它们的大脑发育还不成熟，发生退行性病变的概率较高。研究发现，每天给这些 *ob* 鼠注射瘦素，6 周后它们的大脑重量恢复到正常水平。不仅大脑组织恢复正常，在瘦素的刺激下，大脑活性也得到增强。

脂肪通过合成瘦素可同时使大脑体积增大、功能增强。有学者对上文中提到的土耳其家庭的两位患者的大脑进行了磁共振成像检查，发现通过瘦素替代疗法，两位患者的部分大脑区域（包括海马区、扣带回、小脑、顶下小叶）的脑部组织开始生长。这些区域被认为与人类调节饥饿感、饱腹感、记忆和学习有关。

极端饥饿导致体脂量和瘦素水平急剧减少和下降，还可能使大脑容量减小。研究人员对神经性厌食症患者进行尸检时发现其大脑重量减轻，磁共振图像显示其脑组织萎缩。伦敦的研究人员还发现，中年人的 BMI 值偏低（低于 20）会导致晚年患上失智症的风险高出 34%。脂肪和大脑之间确实存在着密切的联系。

不过，不要变得太胖并因此乐观，体脂量过高和过低都对大脑不利。有研究表明，肥胖特别是中心型脂肪（脂肪堆积在下腹部）会导致大脑萎缩。2008 年加州凯萨医疗机构发表了一份研究报告，他们对 6583 位参与者跟踪了 30 年，那些 40 ~ 45 岁时腹部脂肪最多的人在他们 70 多岁时患上失智症的风险是正常体重人群的 3 倍。另一项由弗雷明汉心脏研究所和其他机构联合进行的研究发现，大脑容量也受其影响。他们检测了 733 个体重指数高、腹部脂肪多的人，发现他们的脑容量减小。来自于腹部脂肪并传递到整个身体的破坏性炎症信号可能因胰岛素和瘦素抵抗造成脑容量减小，适当的脂肪堆积在正确的部位有助于维持大脑的正常运作。

脂肪保护人类健康

脂肪不仅有助于维持其他器官的健康，而且还能保护我们免受疾病和伤害的困扰。人体的免疫系统将白细胞和凝血剂输送到伤口和感染部位，并修复那里的蛋白质。要做到这一点，它们要在受损位置生成血管以确保这些物质可以输送到指定位置。这是一个不可思议的过程。这些管状结构的生长过程称为血管生成，脂肪在这一过程中发挥了重要作用。这一点是由科学家罗西奥·塞拉利昂 - 霍尼希曼偶然发现的。

1996 年塞拉利昂 - 霍尼希曼还是耶鲁大学的一位年轻的助理研究员。她的丈夫在康涅狄格州西汉文的拜耳研究中心工作，他在那里试图体外培养细胞合成瘦素受体，这个瘦素受体正是 *db* 鼠体内缺乏的物质。一天下午，塞拉利昂 - 霍尼希曼来给丈夫帮忙，她想要确认丈夫培养的细胞是否存在瘦素受体的表达。她用一根抗体探针进行检测，这是一种测试受体是否存在的物质。她还使用了血管内皮细胞（体内生成静脉的细胞）来进行比较，因为它们被认为不含瘦素受体，可以作为空白对照组。

但让塞拉利昂 - 霍尼希曼感到意外的是，在血管内皮细胞中居然发现了瘦素受体。这意味着瘦素能以某种方式与血管交互作用。塞拉利昂 - 霍尼希曼回忆道："这个发现让我一晚上没睡着。如果我是血管内皮细胞，为什么我需要瘦素受体呢？"这个问题成为她在耶鲁大学的一个新研究项目。

塞拉利昂 - 霍尼希曼向吉列尔莫·加西亚 - 卡德纳和安德烈亚斯·帕帕彼得罗普洛斯求助，这两位助理研究员当时正在研究血管生成。他们在培养的血管内皮细胞中加入瘦素，结果出现了以前从没见过的现象——加入的瘦素使血管内皮细胞排列成管状，看起来就像形成了新的血管。这就是血管生成的早期阶段，是身体愈合创伤的重要步骤。

血管生成是当时的一个热门研究领域。波士顿哈佛医学院的胡达·福尔克曼在 20 世纪 70 年代提出"恶性肿瘤的生长依赖于新生血管形成"的观点。随着肿瘤的生长，它们需要建立自己的供血系统来提供营养，并保持其继续生长。抑制新生血管被认为是控制肿瘤生长、阻止其蔓延的一种可行方法。当时全世界很多实验室都在研发阻止血管生成的药物。

由于当时血管生成研究项目众多，实验室完善了抑制或促进血管生长的药物测试标准。其黄金标准是采用活着的大鼠的角膜进行实验，如果出现血管生成过程，则表示结果有效。塞拉利昂 - 霍尼希曼和她的团队在大鼠角膜上测试瘦素时发现瘦素确实可以加速血管的生成。1998 年他们将这一结果发表在《科学》杂志上。

科学界对这一结果表示震惊，连血管生成理论的创建人胡达·福尔克曼都表示非常惊讶。他说："没有人会想到瘦素与血管生成有关，这篇文章将改变人们的观念。"

塞拉利昂 - 霍尼希曼的下一个实验是检测瘦素在身体创伤愈合中所起的作用。她使小鼠致伤后，对其中的一些小鼠使用药剂阻断瘦素接触创面。与其他未使用药剂的小鼠相比，这些小鼠的伤口暴露在外，恢复得更慢。塞拉利昂 - 霍尼希曼谈到另一个实验时说："普通的小鼠伤口需 5 ~ 7 天的时间才能愈合，然而小鼠经瘦素治疗后，完全愈合只需要 3 ~ 4 天的时间。"受这一实验启发，其他实验室也测试了瘦素对伤口愈合的影响，得到的结果相同。事实上，人们发现神经性厌食症患者的伤口愈合速度比正常人慢，这与他们的脂肪含量低、瘦素水平过低有关。

脂肪存储在皮下，它帮助伤口愈合，在受伤和下坠时起缓冲作用，是保护我们身体免受伤害的排头兵。不过，脂肪还用其他许多方式保护我们。萨达夫·法鲁基是剑桥大学的研究员、内分泌专家，她曾与斯蒂芬·欧拉希利一起治疗蕾拉（具体内容见本书第 2 章）。她了解到很多孩子患有先天性瘦素缺乏症，她对这些孩子的新陈代谢、生长发育和身体健康数据进行了跟踪调查。法鲁基发现这些瘦素缺乏症患儿不仅仅患有肥胖症，还比正常人更容易发生呼吸道感染。

法鲁基分析了生化数据后发现，瘦素缺乏症患儿体内某些类型的 T 细胞水平偏低，这些 T 细胞是重要的免疫细胞，在对抗病原体感染时被激活。当患儿接受瘦素治疗后，他们的 T 细胞水平和免疫系统的其他指数都趋于正常。补充瘦素后，这些孩子发生呼吸道感染的概率也降低了。

原来我们的免疫细胞中也存在着瘦素受体，这意味着这些免疫细胞表面的一些位点分布着瘦素受体，它们的功能是与瘦素结合。一旦瘦素与这些受体结合将影响信号通路并最终改变免疫细胞的行为。那些体脂率低的人经常出现免疫系统并发症就是这个原因。在发展中国家营养不良导致传染病加速传播的一个原因就是体脂率低使免疫系统功能下降。研究还发现，体脂量极低的神经性厌食症患者皮肤免疫系统功能减弱，T 细胞水平全面下降，淋巴细胞（另一种重要的免疫细胞）水平也同时降低。

脂肪可以提高免疫系统功能，这个论点震惊了医学界。脂肪带给我们的惊喜并没有停止。事实上，我们通常认为脂肪在某一个领域会致病，研究结果却证实情况与此相反。

肥胖的悖论：脂肪可以让我们活得更长吗

卡尔·拉维博士是新奥尔良约翰·奥克斯纳心血管研究所心脏康复和预

防医学部主任。作为一名心脏病专家，他有丰富的执业经验，在研究领域也颇有建树。心肺压力测试是评估心衰患者运动能力和治疗效果的一种方法。20 世纪 90 年代后期，拉维注意到很多研究在心肺压力测试中会评估耗氧量，并将其与总体重而非去脂体重相关联。因为脂肪与新陈代谢和体内氧气输送密切相关，拉维想知道不计算脂肪重量是否可以使检测结果更准确。他设计了一个 225 名患者参与的实验，结果发现测量去脂体重确实可以更好地预测心衰后的生存率。

在检查实验数据时，拉维发现了一些别的现象。BMI 值高、体脂率高的患者在心脏病发作后的生存时间更长。这一结果不符合人们惯常认为的心衰患者体脂率低对身体有益的理论。他研究了更多病例后确认，体重较重与心脏病发作后生存概率更高存在相关性。这个发现令人震惊，与我们所了解的科学知识背道而驰。

拉维和他的同事兴奋地撰写了学术论文并将其提交给杂志社。第一家杂志的编辑拒绝发表这篇论文，他寄希望于第二家杂志社。他把论文发送给排名第二的医学核心期刊，但又一次被拒稿了。当他继续投递给其他两家杂志社时，没有人愿意发表这篇论文。拉维回忆说："发表这篇论文的过程真的很艰难。一位审稿人的大概意见是：'这是我听到的最愚蠢的事情。'第二位审稿人温和一些，他说：'你最好回去重新审核一下数据，其中似乎有一个致命的错误。'他们的意思就是说他们无法相信这件事。"脂肪对心脏病患者起积极作用，这个观点医学界无法接受。

但是，其他医生也发现了这种正相关关系。美国西北大学范伯格医学院的梅赛德斯·卡恩顿收集了 2625 位糖尿病患者的数据后发现，正常体重的糖尿病患者死亡风险是超重或肥胖症患者的两倍。英国格拉斯哥大学的吉尔·佩尔和她的团队对 4880 位心脏病患者血管成形术（一种使用微小球囊使冠状动脉堵塞的血管恢复通畅的手术）的预后数据分析后发现，超重患者的 5 年生存率高于正常和体重偏轻的患者。出乎意料的是，那些体重偏轻的患者的 5 年生存率最低。佩尔告诉《星期日泰晤士报》的记者："应该鼓励没有患上心脏病的人们将体重维持在正常范围内，这会降低患心脏病的风险。心脏病患者适度超重可能不是什么问题，甚至可能对该病起到保护作用。"

凯瑟琳·弗莱加尔是位于美国马里兰州海厄茨维尔市的国家卫生统计中心的流行病学家。她分析了涵盖近 300 万人的 97 项研究，探究体重为何与死亡率相关。凯瑟琳发现，在一定的时间内同年龄段的超重人群（BMI 值在 25 至 30 之间）的死亡率比正常体重人群（BMI 值在 18.5 至 25 之间）低 6%，而肥胖人群则没有这一优势。因此，多 5 千克体重可能会在面临死亡威胁的病重时刻助我们一臂之力。

科学家和医生将上述现象称为脂肪的悖论，尽管人们认为脂肪会引发心脏病、中风、糖尿病和很多其他严重疾病，但研究人员还发现体脂率偏低会使人更易患病或死亡。因此，体重稍微偏重反而可能使我们免于因病致死，即使这些疾病被认为是由脂肪堆积导致的。难怪一些科学家和专业人士对拉维的研究结果难以认同，这与他们所学的知识产生了矛盾。

但脂肪为什么会在生病时对身体有益呢？现在还没有公认的理论可以完美解释这一现象。一种理论认为生病时身体对能量的需求增加，在生病和康复过程中，脂肪可以帮助身体维持正常功能。另一种理论认为并非所有的脂肪都具有相同的功能。腹部脂肪可能导致糖尿病或其他疾病，但皮下脂肪在生病时可能提供缓冲、补充能量。其他因素也发挥了重要的作用。在心脏病发作后做有氧运动和加强心脏肌肉运动的超重患者预后效果更好。运动还可以减少腹部脂肪，并将其重新定向为外周脂肪（见第 4 章）。显然，体重超重和加强运动比清瘦不运动更健康。

第 4 章

当好脂肪走向对立面时

凯西·莫躺在手术台上等着她的外科医生。医生迟到了 20 分钟，这使她回想起自己的大学时代。大学时有个不成文的规定，如果教授迟到 15 分钟以上，学生们可以自主选择是否离开课堂。现在她非常想离开手术台，取消她的胃绕道手术。等待让她感到焦灼，心脏在剧烈地跳动。为什么非要做这个手术呢？在生第三个孩子之前，她的胃口一直很好，保持着苗条的身材，她称自己为"苗条的米妮"。现在她已经 64 岁，超重 45 千克，患有高血压、高血脂和 2 型糖尿病。她是怎么变成现在这样的呢？

凯西回想起自己的经历。她小时候一点也不胖，吃零食和甜点从来不用担心会发胖。上高中时她是个活跃分子，可以和其他人吃得一样多，但不会长胖。后来她进入加州大学圣塔芭芭拉分校，在那里获得生物化学硕士学位，这段时间她还保持着瘦削的体形。在读研究生期间，她与同学汤姆结婚，很快组建了家庭。24 岁时她生下第一个儿子，产后她很快瘦下来，恢复到怀孕前的苗条身材。她的第二个儿子在她 26 岁时出生，她的体重又很快恢复到孕前水平。推着孩子们步行几千米肯定对她迅速瘦身有帮助。

凯西享受全职妈妈的生活。她为家人制作蛋糕、通心粉、奶酪和其他美味的食物，她为此感到自豪。食物代表着凯西对家庭满满的爱，她爱家人，也热爱做美食。当然，她也会吃掉属于自己的一大份食物。和孩子们在公园、泳池里玩耍耗费了大量体力，她即使食量很大也能保持身材。有一次丈夫给她买了一盒克拉克巧克力棒，因为他知道这是她喜欢吃的零食。没几天她就吃完了一整盒。她喜欢烘焙食物，节日里她一个人一次几乎能吃掉整个烤馅饼。饮食过量对她不是问题，她很快就可以恢复苗条的身材。31 岁时，她生了第三个儿子。这一次产后她还是瘦了下来，不过她承认比前两次困难了一些。

当最小的孩子上学后，凯西回到学校攻读她的博士学位。在毕业前，她获得了一份基因工程师的全职工作。她一向努力上进，这个职位让她可以一展所学，对社会有所贡献。这与她以前给婴儿换尿布、喂食物的生活完全不同。

不久，凯西在公司中开始负责管理工作。几年的时间里，她得到提拔，很快升至公司高层。每一次晋升都意味着承担更多的责任，付出更多的精力，还有更多的出差时间，此外她还要做好母亲和妻子的角色。这使得她没有什么时间做运动，也无法抽出时间准备健康的食物。她回忆起那段生活时说："我得在半夜两三点发出一封电子邮件。我在全世界各地出差，在餐厅吃饭。午餐时间我可能还在工作，就从自动售货机买点零食当午餐。"渐渐地，凯西开始发胖。开始只是重了 5 千克左右，她觉得没什么大不了，增加一点体重换来一切——同时拥有家庭和事业，这点代价不算什么。但随着时间推移，她的体重增加了 23 千克。在四十四五岁的时候，凯西的身材过于臃肿，并被确诊患有 2 型糖尿病。

当时糖尿病只是初期阶段，医生建议她随时观察病情变化，并要求她食用健康食品，降低体重。她尽力做出改变，每天自己带午餐，抽出时间锻炼身体。由于工作和生活压力太大，选择正确的生活方式比她想象的困难得多。饿着肚子回家吃饭，辅导孩子做作业，还要在凌晨 2 点发工作邮件，她腾不出时间来做运动。再加上承受的压力过大，凯西晚饭时已经不想吃生菜了，她想吃一顿美味的晚餐。

凯西的体重继续上升，开始服用糖尿病药物。这时她已经 60 多岁准备退休，她的体重超过正常体重 45 千克。除了糖尿病，她现在还患有高血压，胆固醇水平也偏高。随着时间的推移，她的糖尿病病情加重，还出现神经病变的症状（这是一种不可逆转的神经组织退化，引起脚部刺痛或失去知觉），另外手部也出现类似症状。这些症状影响到她的正常生活。如果她不能很快控制糖尿病病情，很快就会出现另一个并发症——失明。

过多的脂肪对身体有害

周末吃一些巧克力棒和烤馅饼怎么会吃出糖尿病、高血压，最后还发展成心血管疾病呢？脂肪对生殖器官、骨骼、大脑起如此重要的作用，为何变得对身体有害呢？

在第 2 章中，我们提到脂肪通过派出信使（如瘦素）与其他器官沟通，指导体内的活动。原来脂肪不仅与大脑有联系，它还与免疫系统有联系。当我们受伤或感染时，脂肪与免疫细胞联系，调动其保护身体，这对身体有益。但脂肪长期调动免疫系统工作，会导致代谢类疾病，如糖尿病。

直到最近科学家才发现脂肪和免疫系统之间有联系。格克汗·霍特密斯里格博士是第一个发现这一联系的学者。20 世纪 80 年代末，他是土耳其的一位儿童神经科的执业医师。由于缺乏治疗手段，他的病人的很多症状无法治疗，比如认知障碍、神经问题和脑部肿瘤。他说："我感觉自己真的无能为力，没有办法真正帮助这些病人……我承受着病人和家属的所有压力，却帮不到他们，这真的很难。"

当一名普洛提斯综合征 [1] 患者来找霍特密斯里格看病时，他开始将研究

---

[1] 普洛提斯综合征是一种复杂的赘生性疾病，主要特征包括颅骨增生、长骨变形、肢体膨大、皮肤及皮下组织肿瘤等。——译注

重点转向脂肪。普洛提斯综合征非常罕见，患者的某些组织（如骨骼、皮肤、脂肪）生长过度，与其他组织的比例不协调。这种病不能归为哪个专科，因为这位患者的脂肪生长靠近脊椎，她被推荐来找霍特密斯里格。

霍特密斯里格回忆说："这个病人身上已经开始出现各种局部的良性脂肪瘤。这些肿瘤看上去像是正常生长的脂肪，不过体积像足球一样大。这些肿瘤可以通过手术切除，但马上又会长回来，而医生能做的只有手术。"

此时他还在为无法治疗另一位病人而痛苦，这些经历让霍特密斯里格深受刺激。脂肪到底是什么？如果它能依靠自身生长，那么它的功能就不仅仅是储存能量。带着这个问题，他加入了一项研究脂肪组织的计划，当时人们已经发现肥胖症与糖尿病之间存在关联，此计划侧重于揭示两者间的关系。他回忆道："谁都不太清楚为什么肥胖症人群患糖尿病的比例较高。"因此，霍特密斯里格成立了一个实验室专门研究这个问题。他的假设是：由于肥胖症与脂肪细胞生成有关，可能脂肪本身含有的某种物质干扰了胰岛素正常发挥作用，进而发展成糖尿病。

霍特密斯里格经过几年的研究，比较了肥胖和精瘦动物的脂肪组织。1993 年，他发现一个有趣的现象：肥胖动物的脂肪富含一种可以激活免疫系统的有效信号传导分子——肿瘤坏死因子 -α（TNF-α）。这是出乎意料的发现，尤其是考虑到肥胖的糖尿病患者通常易受感染，但按照推理，免疫相关分子数量增加应该让这些患者不易受感染才对。

霍特密斯里格研究了肿瘤坏死因子的活性、与脂肪相关的免疫系统和新陈代谢后发现，肿瘤坏死因子水平高会干扰胰岛素信号传导，抑制细胞正常的糖类代谢。霍特密斯里格指出，这一干扰因素不仅影响脂肪细胞，还会影响肝脏和肌肉细胞，使这 3 个组织出现胰岛素抵抗。

这是一个重磅消息。脂肪会释放免疫系统的信号分子，从而影响新陈代谢。由于胰岛素抵抗会发展为糖尿病，霍特密斯里格的实验用可靠的数据证明，通过干扰胰岛素信号传导，肥胖可能是导致糖尿病的因素之一。后来的研究证明，脂肪组织不仅含有 TNF-α，它还可以自行合成和释放 TNF-α，并与体内的其他器官交换信息，尤其是免疫系统。TNF-α 与脂肪细胞密切相关。

霍特密斯里格的研究启发后来者探讨肥胖和免疫系统之间的联系。大约 10 年后即 2003 年，哥伦比亚大学的斯图亚特·韦斯伯格、鲁迪·利贝尔和安东尼·费兰特发现了两者间的另一个联系。费兰特回忆道："我们当时正在研究人们从瘦到胖的过程中基因和蛋白质的变化。"这个思路与众不同，费兰特解释说："那时的人们认为脂肪是惰性的，不会有大的变化。"

费兰特团队发现脂肪根本不是惰性的。他们在肥胖动物的脂肪组织中发现一种特定的免疫细胞——巨噬细胞含量很高，巨噬细胞的作用是吞噬和消化危险的微粒（通常是病毒和细菌的残片）。顺便说一句，肥胖动物的脂肪组织含有大量的巨噬细胞。

费兰特说："当我还是一名研究生时曾经在实验室中专门研究过巨噬细胞，所以，当我寻找脂肪组织的基因序列时，立刻认出了许多基因属于巨噬细胞。我们给这些基因染色，结果发现在精瘦动物的脂肪组织中巨噬细胞含量只有 5%，而在最肥胖的动物脂肪组织中它占到 50% 以上，我们被这个结果惊呆了。而且当我们再将肥胖动物脂肪中的另一种免疫细胞计算在内的话，免疫细胞的总量将远远超过 50%。几乎没有哪个器官的免疫细胞含量超过 50%。一般器官的免疫细胞含量可能只有 5%。"这个发现太让人震惊了，所以论文发表时遇到了麻烦。费兰特补充说："审核者认为我们看到的不是免疫细胞，我们的免疫细胞检测手段有漏洞。"

为什么免疫细胞在肥胖动物的脂肪组织中的占比如此之高呢？一个理论认为，当我们的体重增加时，脂肪细胞体积增大以容纳更多的脂肪分子，导致脂肪组织过于拥挤，从而形成对细胞的压力。另外，脂肪组织增大引起血供应不足、氧气流速变慢。为了应对压力，脂肪组织向体内发送求救信号："帮帮我，我快要死了！"这些压力信号以细胞因子的形式存在，其中之一就是 TNF-α。

免疫系统将 TNF-α 解读为危险信号并做出应对，指挥更多的免疫细胞汇集到脂肪组织。比如更多的巨噬细胞被传送到脂肪组织，吞噬那些因为压力过大、缺乏氧气而死亡的脂肪细胞。这形成一个恶性循环：食量过大，脂肪细胞就会增加，导致脂肪组织过于拥挤，于是它们发出信号召唤更多的免疫细胞。若这一情况持续发展，形体继续发胖，脂肪组织就越发拥挤，又开始一轮新的循环。这就是费兰特和霍特密斯里格在肥胖动物的脂肪组织中观察到大量免疫细胞的原因。

体内组织中存在大量免疫细胞称为炎症。当我们体内出现感染，如皮肤割伤、红肿或发炎时，炎症对身体有益，它可以使免疫细胞聚集在受伤部位，杀死有害微生物。但在拥挤的脂肪组织中，慢性炎症系统的启动反而破坏了脂肪的正常功能。其中产生了一个重要影响，正如霍特密斯里格所提及的，脂肪对胰岛素不再产生应答。胰岛素是由胰腺分泌的激素，它的作用是促进细胞从血液中摄取葡萄糖和脂肪，并将其转化为能量。当细胞对胰岛素的应答能力减弱时，胰腺会分泌更多的胰岛素，它"调大了音量"，希望细胞最终收到信息。结果胰腺的胰岛素分泌量呈螺旋式上升，细胞对胰岛素的抵抗更强烈。

最终，我们的细胞对胰岛素的应答将完全停止。这一结果对身体非常不利，如果细胞不能从血液中摄入糖分和脂肪，它们就会一直在血液中循环，堆积在它们不应该堆积的地方，如动脉、肝脏和其他地方。这会引起 2 型糖尿病、高血压，如果这种情况得不到遏制，下一步将发展到静脉损伤、神经病变、失明或心脏病。此外，由于细胞不能从血液中获得糖分和脂肪，它们将无法汲取营养。这让身体感得饥饿，反过来吃更多的食物，产生更多的脂肪，加剧体内的恶性循环。

如何医治不健康的脂肪

要打破这个恶性循环，其中一个方法是减少脂肪量——这意味着减点肥。这肯定不是件容易的事。凯西·莫的经历就是个经典案例。她的工作压力大，长时间久坐不动。时间紧迫让她不得不经常吃快餐，而经常出差又加剧了问题的严重性。饮食不健康、缺乏运动、压力过大又引起皮质醇水平上升。皮质醇是一种会导致体重上升的激素。所有这些因素最终导致凯西的体重不断攀升。她的脂肪细胞在内脏上堆积，向身体发出警告信号，激活了免疫系统，几种不同类型的免疫细胞和细胞因子进入脂肪组织，她出现胰岛素抵抗。胰岛素水平长期过高导致胰岛素抵抗，最终发展成糖尿病、高血压或神经病变。如今凯西因为视网膜血管病变有可能失明。

并非所有肥胖者都会因为体重增加而出现像凯西那样的健康问题。各个部位的脂肪是不一样的。凯西除了外周脂肪（四肢和臀部）过多以外，她还有大量的内脏脂肪（即围绕在内脏周围的腹部脂肪）。内脏脂肪参与更多的代谢过程，也就是说与外周脂肪相比，它分泌更多的激素和细胞因子。内脏脂肪过多非常危险，内脏脂肪含量过高与糖尿病、心脏病、高胆固醇甚至失智症有直接关系。

引人注意的是，有一些肥胖者似乎是完全健康的，他们没有患上心脏病和糖尿病的风险。他们的脂肪主要分布在皮下，而不是腹部。这方面的极端典型就是日本的相扑手。

胖且健康——相扑手的生活

相扑比赛的目标是把对手摔倒在地，能使对手身体的任何部位（除了脚）触及地面就算胜利。推倒对手需用尽可能大的力量，相扑手们比日本男性的平均体重重一到两倍。

相扑手要做一整天的体能训练，从早上 5 点一直练到晚上 10 点半。这些训练包括一种称为四股的腿部动作，相扑手轮流抬高左右腿，重重地踩在地面以增强下肢力量；另一种动作称为铁炮，就是用一条腿、一只胳膊或双手击打一根木桩，就像击打对手；还有一种伸展练习称为股割，一个人坐着尽量将两腿分开，上半身着地；还有一种训练称为推碰实践，训练中相扑手互相拍打对手身体。所有这些训练，再加上大量的对打格斗，以训练相扑选手的力量、平衡能力和耐力为目标。

相扑手每天要进行大运动量的训练，不过他们一天只吃两顿饭，第一顿在上午 11 点，另一顿安排在晚上。相扑手一般吃一种什锦火锅，将海鲜、刺身、蔬菜和油炸食物放在一起炖煮，每天摄入的热量为 20000 ~ 29000 千焦。每顿饭后相扑手会睡一觉，据说这样可以帮助他们增加体重。

相扑手的体重一般为 135 ~ 180 千克。他们全身有很多肌肉，还有更多的脂肪。以任何标准衡量，相扑手都可以定义为肥胖人群，然而他们没有出现一般肥胖人群的异常指标。他们的血糖和甘油三酯水平是正常的，胆固醇水平还偏低。这一点是如何做到的呢？这个问题一直困扰着医学界，直到日本大阪大学医学院的松泽佑次找到问题的答案。

松泽佑次和他的团队用 CT（计算机层析成像技术）检测相扑手的脂肪沉积情况。他的研究显示，尽管相扑手的肚子很大，但大多数腹部脂肪只储存在皮下，而不是在腹部胃壁后方或者内脏区域（包括胃、胰、肝、脾和肠）。

事实上，松泽佑次发现相扑手的内脏脂肪量大概只有普通人的一半，因此他们患上代谢性疾病的风险较低。

然而，相扑手退役后开始食用加工食品，不再严格执行训练计划，腹部几乎立即出现内脏脂肪，同时伴随出现肥胖症的典型症状，如胰岛素水平过高、胰岛素抵抗和糖尿病。显然，相扑手的身体训练和低糖饮食是内脏脂肪量低的关键。

那么，剧烈运动是如何防止相扑手出现肥胖相关症状的呢？美国得克萨斯大学的菲尔·谢瑞尔发现这与脂肪有关。

脂肪不断发出指示

20世纪90年代早期，当杰弗里·弗莱德曼专注于瘦素研究时（见第2章），菲尔·谢瑞尔正在努力寻找脂肪是如何合成并分泌这些蛋白质的。谢瑞尔在瑞士巴塞尔大学获得生物学博士学位，1992年他来到麻省理工学院工作。带着轻微的瑞士口音，谢瑞尔说：“我开始研究胰岛素对脂肪的影响。这在麻省理工学院是个热门的研究领域，但后来我发现当时每个人都将注意力放在胰岛素上。研究这个课题的人太多了，我觉得和同事们研究同一课题意义不大，因此开始专注于脂肪细胞，研究它们会合成和分泌哪种蛋白质。这是一个全新的领域。”

此后几年谢瑞尔每天勤奋工作，研究脂肪合成的几十种蛋白质，最后他发现了一种只有在脂肪细胞内表达和分泌的蛋白质。开始，谢瑞尔认为他发现的可能是科尔曼和弗莱德曼一直在寻找的那个难以捉摸的循环因子（见第2章）。但当谢瑞尔仔细研究这种新发现的蛋白质时，他意识到它并不是瘦素，而是脂肪分泌的另外一种激素。这是一种新的激素，谢瑞尔将它称为脂连素（又称脂连蛋白），它的作用是提高身体对胰岛素应答的敏感性，引导葡萄糖和脂肪分子离开血液进入皮下脂肪，而皮下脂肪才是这些分子应该储存的位置。这就像脂肪借脂连素发出指示："脂肪分子们，你们该回家了。"脂连素的作用非常重要，过量葡萄糖和脂肪在血液中循环是发生糖尿病和代谢性疾病的先兆。

谢瑞尔发现，脂连素还会消除血液中的有毒物质神经酰胺，这是一种长期高脂饮食导致的副产品。糖尿病患者体内神经酰胺水平上升，其原因与胰岛素抵抗、炎症和细胞凋亡有关。事实上，脂连素分泌障碍与 2 型糖尿病、肥胖引起的心脏病有关。因此，脂肪通过脂连素，和胰岛素一起帮助净化我们的血液。

谢瑞尔曾经做过试验，发现脂连素水平高的小鼠最后变得肥胖但身体健康。他解释说："如果身体摄入过多脂肪和热量，最好的办法是通过运动消耗掉。如果不能做运动，次好的办法就是将其储存到脂肪组织。如果脂肪不能适当储存，它最后会到达肝脏或其他组织，这将对身体造成极大的危害。所以，如果我们喂养一只小鼠，让它长期过度表达脂连素，它实际上非常健康，但过于肥胖，因为它将所有多余的热量都存储于皮下脂肪，不过这比储存在其他部位对身体的危害要小得多。"

谢瑞尔说："脂连素水平高是很多肥胖症患者代谢功能正常的原因。并不是所有 BMI 值超过 35 的人都患有 2 型糖尿病。这些人体重偏重，甚至患有肥胖症，但没有患上 2 型糖尿病。这是因为他们的脂肪代谢正常，保持较高的脂连素水平。如果我们的脂肪代谢正常，长胖一点也是可以的。不过老实说，最好还是不要有太多的脂肪。"

研究证明，运动可以提高脂连素水平，而剧烈运动（如每周慢跑累计32 千米，或每周坚持 3 天或更多时间的高强度训练）可以有效减少腹部脂肪。研究者认为相扑手的高强度身体训练是使他们将脂肪储存于外周而不是内脏的原因。一旦相扑手降低训练量，不健康的内脏脂肪就会迅速在他们的体内累积。

脂肪通过分泌瘦素促使身体机能正常运转，并分泌脂连素净化血液。它在保持身体健康方面发挥着不可或缺的作用。

最后的手段

凯西的医生给她开了二甲双胍。这是一种治疗糖尿病的常规药物，它通过降低体内的葡萄糖含量、提高对胰岛素的敏感性而发挥作用。不过这种药物无法完全控制她的病情，因此她开始每天注射胰岛素以稳定血糖水平。她还服用其他治疗高血压和高血脂的药物。肥胖症是引发糖尿病的根源，若这个问题得不到解决，她还可能患上糖尿病的其他并发症。

凯西无法抵制食物的诱惑。每次当她节食时，脂肪似乎能感觉到她的意图，强迫大脑发出进食指令。她节食的多次努力都以失败告终，最终还是恢复原来的饮食习惯。

2010 年凯西遇到甲斐西博士，他当时是美国洛杉矶雪松西奈中心微创减肥外科的主任助理。作为一名年轻的医生，他热心地帮助人们减肥重新主宰自己的命运。甲斐西博士最初的职务是急诊室外科医生，但很快他就将兴趣转移到减肥外科上。他说："在创伤科遇到因车祸或者枪击入院的病人，他们的心情总是很压抑。因此，即使医生给他们做手术拯救了生命，也不能让他们快乐起来。但减肥外科不同，我会跟踪这些病人半年或一年，期间他们会激动地向我讲述瘦身成功对生活的改善。他们告诉我：'我有几个很小的孩子，因为太胖了，我从来不敢带他们去迪士尼乐园，出门坐车实在不方便。'很多人告诉我他们坐飞机也不方便，因为太胖了，无法坐进飞机座位。"

正常人可能无法完全理解肥胖症患者都经历了什么。当一个像甲斐西这样的医生帮助他们卸下体内的沉重包袱时，他们感到生命重新焕发了生机。甲斐西博士每天乐见自己的事业成果。他说："我知道减肥外科很适合我，因为我的工作对人们的生活产生了巨大影响。"

当凯西躺在手术台上等待甲斐西博士时，她最后一次问自己："我是否真的需要做这个手术？我真的没有别的减肥办法了吗？"遗憾的是她的回答是肯定的。凯西认识到无论自己在事业上取得多大成就，减肥对她来说是个难以攻克的难题。长期以来她养成了很多根深蒂固的坏习惯，不是一朝一夕可以改过来的。无论付出多少努力，她都无法将体重减到应有的水平。

甲斐西博士终于到了。麻醉师还没有来，在凯西还清醒时，甲斐西博士安抚她，让她放心。随后他施行了减肥外科手术以防止她将来饮食过度。这是个胃容量缩小手术，然后将缩小的胃与肠道的下段重新连接好。由于消化道缩短，身体只能吸收较少的热量。每年有成千上万患者施行这种手术。

凯西术后恢复了两个星期，随后她感觉食欲大减。每顿饭她很快就吃饱了，饭量也小了很多。手术后 6 个月她减重 27 千克，一年后又减重 13.5 千克。她开始定期参加运动并精心选择食物。她认为减肥外科手术为减肥提供了一种方法。凯西也承认："减肥手术不是一剂神药，只要一不留神，你仍有可能增加体重。事实是你在施行手术一段时间之后可能吃得更多。食物的味道真的很好，当然我得注意饮食不能过量，还要多做运动。"

凯西现在严格管理自己的体重，她每天抽时间运动并注意摄入的食物种类。她说："手术后我没有喝过一杯可乐，我过去常常喝可乐。我也没有再吃糖果，这对我来说是件大事。"严格控制食物意味着即使有人送来诱人的食物，她也要放弃，比如妹妹带给她的肉桂太妃糖。她必须告诫自己这个太妃糖会"杀"了她，虽然拒绝起来有点难，尤其对亲人送的礼物来说。凯西说："我对人们的建议是，只有你下决心对生活做出改变的时候，手术才能真正起作用。而你必须选择健康的生活方式，包括注意饮食、多做运动。"

甲斐西博士很清楚任何减肥计划（包括减肥手术）都必须配合健康的生活方式。操作过很多同类手术的经历让他认识到，如果患者不注意每天摄入的热量并保持健康的生活方式，体重还是会反弹的。甲斐西博士为病人提供了每周减肥计划，包括聘请一位厨师向他们讲授健康营养食物的烹饪方法，还有一位治疗师矫正他们的行为方式。他说："如果一些人做完手术后再也不来复诊，他们不和医生一起跟进减肥进展，失败率就会高一些。我们每周都会和病人见面……这是最好的方式，可以让病人参与进来，确保病人持续减重。我们的经验是要让病人不断地参与到减肥项目中来，不然他们很可能失败。"

塔夫茨大学的迈克尔·丹辛格博士也经营着一家减肥诊所，他坚持长期为病人复诊。他说："（减肥计划的）最大不同之处在于人们是否来复诊。在减肥的开始阶段，我们要求病人每周来检查。我们为他们量体重，做各种检查，并查看他们的食物清单。如果病人敬重你，他们感到自己的所作所为应对你负责，这会对减肥产生影响。这是一个巨大的动力，不然体重很快就会反弹。"

定期复诊的好处是可以大大提高减肥的成功率。乌萨马·哈姆迪博士是位于波士顿的乔斯林糖尿病中心的医学主任。他解释说："在我们的项目中可以看到，患者只要减少 7% 的体重，其胰岛素敏感性就可提高 57%。这一效果与同时服用两种最大剂量的糖尿病药物所获得的效果一致。同时，体重减少 7% 还可以显著改善血管内皮功能。"内皮功能是否正常与血管健康息息相关，提高内皮功能还可以预防高血压、糖尿病、心脏病和中风等病症。哈姆迪医生让病人每周前来复诊，并提供相应的饮食和运动建议。他说："我们帮助许多病人摆脱了药物，很多人减掉了 50% ~ 60% 的药物，还有 14% 的患者完全不需要服药了。"

凯西·莫于 2009 年施行减肥外科手术后一直参与甲斐西医生的减肥计划，她的努力得到了回报。做完减肥手术一个月后，她不再需要服用二甲双胍和其他糖尿病药物，也不再需要注射胰岛素。她的病情得到控制，胰岛素敏感性也提高了。术后 3 个月，她还在服用降压药，直到有一天她在电梯时感到头晕。她的医生在做了相关检测后说，由于她的血压已经恢复正常，降压药使她的血压过低才导致头晕。凯西已经不再需要服用降压药和降胆固醇药了，这是一个天大的好消息。

不仅她的身体恢复健康，还有一些其他的好处。凯西说："我的丈夫以前对我说，如果我不是这么胖的话，可以对工作更热情。他说得对。当一个人胖的时候，不仅会对自己的认知产生影响，别人对你的认知也会有影响。我做完手术后最明显的变化是，坐飞机时我不需要再向乘务员要安全带延长带了。每次和航空公司申请这条延长带都会遇到麻烦，这让我很尴尬。不再需要一条延长带，这是我减肥的主要动力。"

甲斐西博士每周继续与他的病人见面，有时甚至安排在办公室以外的地方。他说："每个星期六我们会在当地公园里见面，与患者一起运动。我们在公园小道上散步，他们会向我们提问，这些都不需要付费。"这与甲斐西博士在医院中工作的情况非常不同。"当我们在医院中工作时，想到一个点子后，他们会说：'你疯了吗？做这件事谁来付钱啊？'"在他自己的诊所，甲斐西博士不希望出现这种官僚思想。"我们努力帮助病人，这正是我们在做的。我和妻子、女儿一起去公园，还会带上我养的狗。我让病人们也把家人一起带来。我们一起出门，与病人们一起在公园里散步。病人的人数不定，有时20多人，有时50多人，这真是盛大的聚会。病人们喜欢这种聚会，因为他们喜欢和我们在一起。他们可以咨询各种医疗问题，既不需要去诊所，也不需要付费。"甲斐西医生保证他每周都会参加这种聚会，凯西也是如此。

第 5 章
坚守阵地的脂肪

"这个医生啥也不懂！"

桑德拉身材瘦削，但她的个性很强，黑色的眼睛闪烁着坚定的光芒。她有主见，敢于对抗自己认为不对的事情。她用自己坚韧不拔的毅力保护着 8 岁的儿子。她的儿子兰德尔一直是个体重正常的健康孩子，两三岁的时候他与别的孩子没什么不同。但当他快到上学年龄的时候，体重迅速增加。开始的时候体重还是稳定增长，后来增得越来越快。桑德拉觉得无法理解。兰德尔吃得并不比其他孩子多多少。兰德尔在上三年级的时候长得太胖了，玩伴们对他已经没那么友好了。

起初，桑德拉试图自己控制兰德尔的体重。这条路行不通后，她开始寻找医生的帮助。一个又一个专家给了她相同的建议：兰德尔的问题在于自身。他一定是饮食过度，运动不够，要不然怎么可能这么重呢？但桑德拉认为儿子一定出了什么状况。兰德尔不只是增重了几千克这么简单，他的体内有大量的脂肪。她一定要找专家解决这个问题。

那段时间桑德拉很沮丧。20 世纪 70 年代还没有真正的肥胖症治疗，人们认为肥胖就是自己的过错，如果减肥不成功，只能承认自己不够努力。当时人们对体重和新陈代谢的认识还不够深入，那时提倡的低脂肪高碳水化合物饮食并不是对所有减肥人群都适用。

正当桑德拉开始对寻找答案感到厌倦时，她听说在波士顿麻省总医院有一位专家对儿童肥胖症很有研究。鲁迪·利贝尔不仅是一位儿科医生，还是内分泌学和新陈代谢方面的专家。桑德拉认为利贝尔可能为兰德尔提供帮助，这也许是她最后的机会了。

利贝尔是由于一个偶然的原因才进入儿童肥胖症研究领域的。他在科尔盖特大学主修医学预科和文学，后来就读于阿尔伯特·爱因斯坦医学院，在那里他偶然了解到大脑可以调节食物摄入量。他回忆说："我过去常常读一些生理学和神经生理学的课本，这些知识属于课外内容，不要求我们理解。"他当时没有想到，正是这些课外阅读的内容成为他未来事业的基础。1967 年他获得医学博士学位，并参加了麻省总医院儿童内分泌科的医学培训。

利贝尔回忆起麻省总医院的科室主任："（他）让我亲眼见到第一只 *ob* 鼠，他告诉我这只小鼠如此肥胖的原因还是个谜。"利贝尔当年就喜欢看与能量代谢相关的课外知识，这些小鼠的代谢问题让他特别感兴趣。

由于利贝尔在麻省总医院表现优异，他还在哈佛大学医学院任教，在那里一位四年级的医科学生让他指导一篇有关体重调节的论文。当着手做这件事后，他说："我下了决心，这是我感兴趣的领域。消息传出后，人们开始来找我看病，因为没有人真正了解如何治疗这些肥胖症患儿。每个人都认为他们可能存在重要的内分泌功能障碍，如甲状腺功能减退或糖皮质激素分泌过多。当然，绝大部分孩子没有这些问题。我开始给很多肥胖孩子看病。"

1977 年的一个寒冷的夜晚，桑德拉把兰德尔从家里带出来，他们穿过波士顿来到麻省总医院，希望鲁迪·利贝尔能针对兰德尔的问题最后给他们一个建议。她等待利贝尔给儿子做检查，希望能发现兰德尔患上肥胖症的原因。利贝尔查看了他的病历。肥胖症患儿通常每个月会检测是否患上甲状腺功能减退症或库欣病，库欣病患者会分泌过量的糖皮质激素。利贝尔说："这个男孩显然没有患上这两种疾病。我并不清楚他过于肥胖的原因，其他人也不理解。"利贝尔了解到，兰德尔的食量并不算大，也不是整天坐着不运动。分析他的行为方式，似乎没有什么原因会导致他如此肥胖。利贝尔回忆说："我无法确认这个孩子患上肥胖症的原因，但我认为这应该不是他的错。我只是不知道问题出在哪儿。"

在沉默了一会儿之后，他转向桑德拉说："这是个谜。"接着他停顿了一下，随后为了打破尴尬的沉默，他让桑德拉注意兰德尔的饮食状况，确保他有足够的运动量，并强调营养的重要性。

利贝尔已经尽力了，他以为这位母亲会客气地记下他的医学建议。然而，桑德拉却气愤地抓住儿子说："兰德尔，我们走，这个医生啥也不懂！"

利贝尔清楚地记得自己在那一刻情绪的剧烈波动。开始他愣住了，然后感觉受到了侮辱，最后当桑德拉怒气冲冲地拉着兰德尔走出办公室时，他的表情很尴尬。然而，当仔细回想这段经历时，他意识到桑德拉是对的。他说："兰德尔的妈妈说的话确实概括了我对这种'肥胖'的理解，但我并不觉得这是我的过失，因为别的医生也和我一样不理解。"那时确实没有人真正理解肥胖，但对利贝尔来说，这无疑具有重要的意义。他说："我决定去参加实验室培训，我还没有针对这个课题做过相关实验。但我下定决心，回到学校去真正做些基础研究。"

从这次不顺利的门诊经历以后，利贝尔开始了肥胖症发病机制的发现之旅。他的研究成果完全颠覆了我们对脂肪的认知，推翻了人们过去认为肥胖仅仅是由暴饮暴食造成的这一旧有观念。

不过，这需要时间。

鲁迪·利贝尔清楚地知道他的研究应该从哪里着手。几年前在一次儿科会议上他遇到了尤勒斯·希尔施教授，他是纽约洛克菲勒大学肥胖症研究室主任。洛克菲勒大学是世界一流的肥胖症研究中心之一，希尔施是一位老科学家，当时他正在研究脂肪细胞在减肥后的变化。希尔施注意到利贝尔对肥胖症的浓厚兴趣，当这位来自波士顿的医生提出转向做研究时，这位老教授向他伸出了橄榄枝，邀请他加入洛克菲勒大学的研究团队。

洛克菲勒大学是一所世界著名的研究机构，在其中谋得一个职位对任何一位科学家来说都是了不起的成就。这里的许多研究人员长期从事科研工作，通常来说他们都是顺利过渡到实验室工作的。但对利贝尔来说，转而做基础研究工作并不容易。作为一名哈佛医学院教师兼麻省总医院的医生，他的年薪很高，一家人住在布鲁克莱恩市托尼区的一幢维多利亚风格的房子里，生活舒适。如果转向做研究，意味着薪水会少一大截。他可能要让妻子和两个孩子搬离这幢漂亮的房子，卖掉大部分家当，搬入洛克菲勒大学 110 平方米的教职工宿舍。利贝尔说："我从波士顿转入洛克菲勒大学，本质上是去那里做博士后研究员。这在职业生涯中是一个退步，但我这样做的目的是为了能进入实验室，有时间训练自己做好基础研究。"幸运的是，利贝尔的妻子支持他的决定。她说："如果你觉得有必要，我就支持你做。""她从来没有抱怨过，也没有指责过我。她对我的举动非常支持。"利贝尔说。

1978 年利贝尔和其他科学家加入洛克菲勒大学研究团队是他们杰出职业生涯的第一步，尽管这一点当时他们自己都没有意识到。给兰德尔看病的经历一直激励着利贝尔，他着手用分子生物学方法研究肥胖症，探寻脂肪代谢的副产物是如何影响饥饿感和调整体重的。他研究了肥胖症的遗传因素和激素分泌，观察到有些激素（如肾上腺素）可以促进脂肪的分解，而另一类激素（如胰岛素）则抑制脂肪分解。他还对 *ob* 基因及其对脂肪的作用进行了研究。

随着研究的深入，越来越多的发现让利贝尔开始注意到一些不寻常的事情。脂肪似乎有一种神奇的、不为人知的能力来控制自己的命运。这一隐藏很深的特性在 1983 年初露端倪。利贝尔注意到，当肥胖症患者与脂肪斗争时，它拥有好几种反击的武器。

利贝尔和希尔施查看了从1965年到1979年间因肥胖症到洛克菲勒大学就诊的病例。他们从这些病人的数据中挑选了26位平均减重52千克的患者，对他们减肥前后的食量进行对比。尽管他们减重的效果非常显著，但这些患者依然属于超重人群，被称为"肥胖减轻患者"。这一群患者的体重降低后，他们摄入的热量比减肥前减少了28%，这听起来似乎很好理解——当体重降低时他们需要较少的热量。然而，当研究人员将这一群肥胖减轻患者所摄入的食物量与从未肥胖的对照组进行比较后发现，这些肥胖减轻患者所摄入的热量要略少于对照组，但他们的体重仍比对照组重60%。这是一个有趣的发现。这些肥胖减轻患者体内剩余的脂肪怎么可以在摄入比减肥前更少的热量的情况下仍能存在，看起来它似乎有另一种生存手段。

这一疑团让利贝尔着迷不已。肥胖人群明显比正常体重的人吃得少，为什么还能在体内保有这些多余的脂肪呢？1985年他与迈克尔·罗森鲍姆博士组建研究团队。罗森鲍姆在邻近的纽约长老医院完成了儿童内分泌科的博士后工作。他与利贝尔一样热爱文学，他们在一起既讨论艾米莉·狄更生 [1] 的诗作，也讨论肥胖症的病因，共同的爱好使他结下了牢固的友谊。罗森鲍姆的身高近1.9米，留着一头长长的卷发。他回忆说："鲁迪和尤勒斯身上都具有伟大科学家兼教授的气质。他们会清晰明了地描述自己的研究项目，同时用他们的兴奋和热情感染你，让你情不自禁地加入这个项目。"罗森鲍姆1988年进入洛克菲勒大学，与利贝尔一起研究肥胖人群与清瘦人群的代谢差异。他们一起见证了肥胖症的一些最重要的发现。

利贝尔和罗森鲍姆通过广告招募到一批受试者。受试者的体重必须达到历史最高值，并至少已保持6个月。实验期间受试者要同意减掉10%的体重，研究人员会检查他们减肥期间的身体反应。同时，他们还招募了一批清瘦人

---

[1]　艾米莉·狄更生是美国传奇女诗人。——译注

士，他们和肥胖人群做同样的事情。所有参与者都要在医院住上至少半年，严格控制饮食和运动状况。这是一项巨大的挑战，但很多人愿意为减肥做出牺牲。在整个研究阶段报名参与者共计 150 余人。

受试者每天只允许吃流质食物，即几份经过精心调配的奶昔，这些奶昔含有一定比例的碳水化合物、脂肪和蛋白质。这些食物一点都不可口，但参与者们都积极配合。经过一段时间的测试，等体重稳定下来后，他们每天摄入的热量减少到 3300 千焦，并维持到体重减轻 10%，这通常需要 35 ~ 60 天的时间。在研究中受试者还要进行体育锻炼，保持一定的运动量。整个过程很艰苦，因为他们要忍受饥饿和单调的饮食及生活方式，不过这确实能减肥。

当受试者的体重减至目标体重并稳定下来后，利贝尔和罗森鲍姆开始检测他们的代谢指标。他们发现在体重减轻 10% 后，为了维持这一较低的体重水平，清瘦组和肥胖组受试者与其他不需要减肥的同一体重水平的人群相比，热量摄入要少 22%。这意味着对大多数仅仅减重 10% 的人来说，与其他没有经过减肥的同一体重的人群相比，为了保持体重不反弹，他们就要每天少摄入 1000 ~ 1700 千焦的热量。因此，体重增加后再减肥时，身体将被处以热量"罚款"。

脂肪如何在摄入更少能量的情况下维持正常运作呢？要理解这一点，人们对减肥后体内能量消耗的变化进行了研究。通过复杂的计算，研究团队将体内总能量消耗分成静息状态下的能量消耗及活动状态下（如运动过程中）的能量消耗两部分。

利贝尔和罗森鲍姆注意到，受试者在减重 10% 后，静息能量消耗大约下降了 15%，而在运动过程中能量消耗下降得更多，下降幅度达到 25%。因此，一旦我们的体重减轻，身体会变得更高效，静息时储存的能量比原来更多，在运动中这一点表现得更为明显。换句话说，对于一个经历过减肥的人与一个同等体重而未经过减肥的人来说，消耗同样的热量，前者需要跑 8000 米，而后者只需要跑 6400 米。如果一位减肥成功人士将体重减至新低，然后他与未经历减肥的同等体重的人保持一样的进食量和运动量，那么这位经历过减肥的人会增重，另一位则不会。这是不公平的。不但减肥辛苦，减肥后还要比未减肥的人付出更多努力才能保持体重，稍有不慎，体重还会反弹。因此，即使体重短时上升也可能产生终身的影响。

对于同样的体脂率和体重，为了维持当前的体重水平，为什么经历过减肥的人与没经历过减肥的人需要的热量不同呢？利贝尔和罗森鲍姆猜测这可能与激素有关。为了证实这个想法，他们抽取了受试者在减肥前后的血液，发现减肥后瘦素水平明显下降。这并不令人惊讶，因为瘦素由脂肪分泌，而受试者减肥后脂肪减少。但除了瘦素水平下降之外，甲状腺激素水平也显著下降。甲状腺分泌的激素用于调节体内的新陈代谢，当甲状腺激素水平下降时，新陈代谢率也下降。研究人员还检测了肾上腺素和去甲肾上腺素水平，这两种激素会提高代谢率。当受试者体重减轻时，这些激素水平下降，从而减缓新陈代谢率。减肥后身体各器官协同作用，通过减少能量消耗以恢复到原来的体重，即身体熟悉并已经适应的体重。

利贝尔解释说："任何人通过饮食控制或其他手段达到减肥目的后，都容易精准地反弹到原来的体重。人们的体重一般会准确地反弹至他们减肥前的那个数字，既不高也不低，就好像身体在某种程度上能感知自己体脂的正常数量应该是多少。"

激素水平降低可以解释代谢率减慢以及减肥后能量消耗减少的原因，但仍然还有未解开的谜团：为什么减肥会影响这些激素并改变新陈代谢呢？很多研究人员试图找到这个问题的答案，他们要确认的是脂肪可能通过其分泌的瘦素改变激素和神经系统的活性。瘦素分泌进入循环系统，最终会到达大脑和各内分泌腺体。它促进主要的几种甲状腺相关激素、去甲肾上腺素和肾上腺素的分泌，这几种激素都会提高新陈代谢水平。若瘦素保持正常水平，则这些激素维持正常水平，从而使新陈代谢也保持在正常水平。然而，当我们的体重减轻时，瘦素水平下降，这些激素的分泌量随之减少，新陈代谢率也相应降低。

此外，当瘦素分泌量减少时，骨骼肌肉变得更有效率，能量消耗也减少。这是由若干因素共同作用的结果，包括甲状腺激素分泌量减少。而这一效应将再次降低新陈代谢率，抵消运动产生的能量消耗。无论是通过节食还是运动，减肥时都会出现新陈代谢减缓的现象。因此，通过瘦素的调节，脂肪可以产生强大的影响力，还可通过降低能量消耗控制自己的命运。

罗森鲍姆说："人们有一种偏见，认为天生苗条的人远离肥胖仅仅是因为他们的新陈代谢快，而肥胖人群无法长期保持减肥效果是由于懒惰、贪吃。但脂肪的存在与很多因素有关，理想的情况是人们在变胖前就进行干预。"

利贝尔和罗森鲍姆发现了我们减肥期间和减肥后新陈代谢变慢的原因。脂肪量减少，瘦素水平降低是主要原因。但仍有很多未解之谜等待人们揭开。如果减肥后能量消耗减少，那么人们的食欲应该下降，是这样吗？

遗憾的是，答案是否定的。那些肥胖减轻患者对食物的渴望从来没有这么强烈过。利贝尔和罗森鲍姆邀请哥伦比亚大学影像和认知科学项目主任乔伊·赫希共同参与研究。赫希是 fMRI（功能性磁共振成像）领域的专家，这种技术可以在人们做各种工作时监测脑部活动。他们在肥胖减轻患者面对食物时通过 fMRI 检测他们的脑部活动，结果发现那些减重 10% 的人比未减重的人对食物的暗示反应更大。当前者看到食物图片时，从图像中可看到他们大脑中与感知和情绪有关的区域被照亮，照亮的面积远大于没有减肥的人群。同时，大脑中控制进食量的部分的反应显著减弱。因此，减肥使我们对食物更敏感，又削弱了食物摄取时的自控力，两者结合形成绝杀。

fMRI 检测结果在现实生活中也得到证实。当肥胖减轻患者坐下来进食时，与减肥前相比，他们在饭前的饥饿感更强，饭后满足感不足，即使进食与减肥前相同的食物或者更多，这些感觉依然存在。

利贝尔说："我们跟踪了这些减肥人士五六年的时间，他们的能量消耗水平还是与以前一样低，而食欲增强。我们认为这种现象永远不会消失。"

对节食者来说这是不好的消息，也提醒我们第一时间防止过量脂肪出现有多重要。

在与兰德尔和他母亲的决定性会面多年以后，鲁迪·利贝尔发现了引起这个男孩肥胖的若干可能性。通过脂肪最强大的信使——瘦素，脂肪可以调节食欲，使肌肉减少能耗，改变我们的交感神经系统，控制各种激素（如甲状腺激素、肾上腺素和去甲肾上腺素）的分泌。最让人无法理解的是，它竟然还可以影响我们的思维，使我们面对食物时更敏感，削弱进食时的自控力，对自己的食量产生误判。原来，脂肪拥有控制意识的能力！

尽管利贝尔再也没有机会跟进这位年轻患者的病情，但给兰德尔看病是他职业生涯的转折点。这次经历向医者提出了一个尖锐的问题，要让他用毕生精力做出解答，利贝尔因此受益，肥胖研究领域也得到长足发展。

利贝尔最近的多项研究表明，减肥后身体的协调应答使体重反弹的状况可以通过瘦素治疗得到缓解。对于这些患者减肥后造成的瘦素缺乏，他采用了第 2 章提到的蕾拉·马利克的治疗方法。注射瘦素对那些激素水平正常的人没有效果，但对于瘦素水平异常低下的人，无论是减肥还是基因缺陷导致的，这种治疗都是有效的。利贝尔在早期实验阶段已看到显著疗效。当受试者减重 10% 后，如果每天注射瘦素，他们会更好地控制进食量，新陈代谢也得到改善，也更容易保持已减轻的体重水平。这种瘦素治疗方法目前还处于实验阶段，还不适合广泛使用，但利贝尔也在寻找其他方法。他说，最后他希望能找到治疗兰德尔的方法。

来自墨尔本的确认

利贝尔和罗森鲍姆对脂肪的研究起到重要的推动作用，揭示了脂肪对人体的巨大影响力。在 1 万多千米以外的澳大利亚墨尔本，约瑟夫·普罗耶托博士也在研究脂肪持续生存的能力。普罗耶托是内分泌专家，几十年来一直研究和治疗存在体重问题的患者。他在墨尔本奥斯汀医院创建了肥胖症专科，多年来他不断见到病人减肥后体重又反弹，这一恶性循环给患者的身体和精神带来伤害，使他们受尽折磨。普罗耶托说："你根本不知道治疗肥胖症让人多么沮丧。所有来就诊的肥胖症患者都满怀激情地来减肥，他们信心满满，认为自己会成功减肥，但渐渐地他们的体重又反弹到减肥前的水平。我开始以为这些人比较软弱，但应该不是这个问题。"挫折让普罗耶托尝试检测减肥人群多余激素的应答，希望能帮助他的病人保持好不容易减下来的体重。

2009 年，普罗耶托召集了 50 位肥胖症患者参与研究。他的本意是按照利贝尔和罗森鲍姆的实验，让这些患者减重 10% 后，检测他们的激素水平的变化。但与同行不同的是，普罗耶托还检测了这些患者下腹部分泌的激素，包括刺激食欲的胃促生长素、多肽 YY（也称为 PYY）、胰高血糖素样肽 -1（GLP-I）和胆囊收缩素（CCK）。这些激素都参与抑制饥饿感和控制饮食。

普罗耶托实验中的受试者每日只摄取极少的热量，以奥普蒂法斯特代餐奶昔和淀粉含量低的蔬菜为食物。他们每天只摄取 2000 ~ 2300 千焦的热量，持续 8 周时间。在第九到第十周，当受试者体重减少 10% 后，逐渐让他们进食普通食物。在接下来的一年时间里，有营养师给他们提供咨询服务，并制订膳食和运动计划，以保护他们来之不易的减肥成果。普罗耶托建议他们食用低血糖指数的碳水化合物，如蔬菜和全谷物食品（血糖指数反映了某种食物对餐后血糖浓度的影响，最小值为 1，最大值为 100），同时减少脂肪摄入量，每天进行 30 分钟的运动。受试者每两个月接受一次面对面咨询或更频繁的电话咨询，持续一年时间。

大多数受试者减肥前的体重都超过 90 千克，在 10 周内平均减掉约 13.5 千克。长时间进食代餐奶昔对减肥者来说是很大的考验，但他们对减肥寄予厚望，相信自己能变得更瘦。然而仅仅几个月以后，他们的体重又开始反弹。

在减肥一年以后,受试者的体重平均反弹了30% ~ 40%。这一状况非常普遍,你可以在全世界的减肥者身上看到。

在实验过程中,普罗耶托和他的团队一直给这些患者抽取血液样本,监测他们随体重变化而变化的激素水平。这些患者在减肥前的基本身体数据、食欲和激素水平都已记录在案,作为他们的基准数据;然后减肥10周,刚刚结束节食后再记录一次;最后在减肥一年以后再记录一次。

普罗耶托将患者不同时期的体重变化与他们的激素水平关联起来,其中有些现象引起了他的注意,促使他思考:患者的激素水平似乎被永久改变了,在节食成功后体重增加变得更容易。激素分泌的程序被改写,他们减重后的饥饿感比以前更强,促使他们摄入更多食物。

瘦素是让人产生饱腹感的激素,当初期的节食结束后,瘦素水平达到历史最低值,这意味着人们要比减肥前更容易感到饥饿。减肥一年以后,瘦素水平仍显著低于减肥前的水平。胃促生长素的分泌会让人感到饥饿,减肥后这一激素水平大约上升了20%。多肽YY的作用是抑制饥饿感,其水平比节食前显著降低。胰高血糖素样肽-1和胆囊收缩素水平也发生了变化,使人们比以前更容易感到饥饿,即使受试者的体重大幅反弹,这一水平的变化依然存在。

普罗耶托发现下面这些令人沮丧的事实:多种激素的变化是协同作用的,它们使患者成功减肥后的食欲比减肥前更加旺盛,促使他们的体重反弹。他说:“存在一个多器官多组织参与的组合防御机制,它们的共同作用导致我们的体重不断增加,这就是我们奋力减肥,但各种治疗手段最终还是失败的原因。”

普罗耶托的实验数据为利贝尔的研究提供了佐证,显示脂肪具有反抗特性。身体与激素及神经系统协同作用,共同维持一定的体重水平。减肥后保持体重是一项相当艰巨的任务。

脂肪的血管生成机制

　　鲁迪·利贝尔、迈克尔·罗森鲍姆和约瑟夫·普罗耶托发现脂肪可以用多种方式保护自己。脂肪可以通过调节瘦素的分泌提高或降低某些激素水平，影响骨骼肌和神经系统，刺激大脑产生食欲。这些方面协同作用，降低体内能量消耗，大幅增加食物摄取量。但其他研究人员还发现了另一个奇怪的现象：为了促进自身生长，脂肪看起来还可以建立自己的血液供应系统。

　　第 3 章提到的血管生成概念是指新血管的形成，它最初是由哈佛大学的朱达·福克曼教授提出的。他的研究表明肿瘤将信号传送给附近的血管促使其生长和扩散，使静脉生成新的管状结构，并沿着肿瘤生长的方向生长。这些新生成的管腔给肿瘤提供生长所需的营养物质。这一发现启发研究人员开发出了一批阻断血管生成的特效药，通过抑制肿瘤的生长，最终延长了许多癌症患者的寿命。

　　最近，研究人员发现脂肪组织也与肿瘤一样有类似的血管生成机制。过量进食后脂肪组织增大，它会向周围的血管释放化学信号，这一信号与肿瘤释放的信号相同，促使这些血管向脂肪生长的方向生长。这会形成新的血液供应通道，向脂肪输送营养物质和氧气供其生长，并最终生成新的脂肪细胞。这些新形成的血管还会建立通道使血液中的甘油三酯存入脂肪组织。事实是，脂肪可以再生成脂肪。

　　密西西比大学医学中心癌症研究所的顾建伟博士（音译）测试了一种用来治疗癌症的抗血管生成药物，观察其是否可以用来抑制脂肪生长时血管的生成。顾建伟和他的团队将一种抗血管生成药物用在肥胖症小鼠身上，它们减掉了高达 70% 的脂肪量。它们的瘦体重（如肌肉的重量）一直没有太大变化。顾建伟说："这可能是治疗肥胖症的一种很好的方法，至少目前来看是这样的。"当然，使用抗癌药物治疗肥胖症的疗效和副作用还有待评估，但顾建伟的研究显示脂肪的血管生成机制可以发挥强大的作用。

吸脂术的故事

吸脂术过去被认为是一种万无一失的有效减肥方法。如果你尝试减肥而没有成功，或者身体某一部分的脂肪非常顽固，你会考虑做吸脂术，再也不用为脂肪担心。是这样的吗？错！

最新的研究表明吸脂术后脂肪会恢复生长，但并不一定长在原来的部位。科罗拉多大学的泰瑞·埃尔南德斯和罗伯特·埃克尔两位博士召集了32名女性受试者研究她们施行吸脂术后的效果。他们将这些女性分成两组，一组对臀部、大腿和下腹部的皮下脂肪实施吸脂术，另一组则完全没有接受任何治疗。两组受试者都同意在接受测试的一年内不改变任何生活方式。

6周后，接受吸脂术的实验组总体脂率只下降了约2%，与对照组相比只有微小的差异。6个月后，差距缩小。一年后两组之间的体脂量已经没有显著差异。实施吸脂术的实验组女性在没有改变生活方式的情况下，其总体脂率又反弹到术前水平。不过，脂肪并不是恢复到原来部位，它们的位置改变了。原来从臀部、大腿和下腹部抽取的皮下脂肪转移到更危险的内脏脂肪区域，即靠近内脏器官的位置。接受吸脂术的女性最后会像术前一样胖，而且术后重新出现的脂肪更不利于身体健康。

即使我们用可以想象到的最具侵入性的方法控制体脂量，即通过外科手术去除脂肪组织，脂肪仍然能另辟蹊径，以更危险的方式反击我们，重新在体内出现。面对这一现象，人类应该如何应对呢？

巴西圣保罗大学的法比娅纳·贝纳蒂和安东尼奥·兰查两位博士观察施行吸脂术的女性在术后运动的效果。他们为36位女性施行吸脂术，吸除她们下腹部的皮下脂肪。他们将施行吸脂术的女性分成两组，一组仍按照以前的生活方式生活，另一组执行每周三次的健身计划，每次运动包括 5 分钟的热身和 30 分钟的力量训练，最后在跑步机上进行 30 ~ 40 分钟的有氧运动。这一计划要求坚持 4 个月。

实验结果非常有趣，两组受试者的腹部皮下脂肪（皮肤下面）都消失了。但不运动的那组女性在 6 个月内脂肪重新出现在内脏区域（胃壁下），这与科罗拉多大学的实验结果相同。此外，这一组女性的代谢水平下降，能量消耗水平也降低。正如利贝尔和罗森鲍姆所述，即使采用手术方法吸除，一旦脂肪消失，通过降低能量消耗，脂肪还能重新在体内出现。

另外，6 个月后执行健身计划的那一组受试者的腹部皮下脂肪也消失了，但她们的能量消耗水平没有变化。她们的瘦体重（即肌肉和骨骼等的重量）增加，这大概是她们的能量消耗水平保持稳定的原因，因为瘦组织（无脂肪组织）的静息代谢率比脂肪组织更高。

两组受试者的区别与食物摄入量无关，因为吸脂术前后她们的饮食习惯都没有改变。显然，两组的区别仅仅与运动有关，健身组的减肥效果因运动而得以保持。这引申出一个问题：如果患者在吸脂术前就开始运动，她们是不是根本就不需要做这种手术呢？

被脂肪打败了吗

拥有强大的生存技能，可以调控大脑、改写程序，难道这是电影《谍影重重》中的主角杰森·伯恩？不，它就是你体内的脂肪。脂肪具有惊人的生存能力。世界上如果有一支军队具有如此欺骗性，他们将拥有可怕的力量。脂肪也是如此，任何尝试减肥的人都知道这到底有多难。一旦与脂肪开战，也许要战斗一辈子。

脂肪也不是不可战胜的，但需要付出巨大的努力，其中最大的挑战是不断遇到挫折。缺乏满足感是脂肪反弹的原因，使人们最终放弃减肥。

对付狡猾的脂肪有几种方法，其中之一是减缓饥饿感，保持充足的睡眠。睡眠不足与瘦素水平低、胃促生长素水平高有关联，这两者共同作用会使饥饿感增强、饱食感减弱，并导致肥胖。研究表明，每天 7 小时左右的睡眠可平衡全天的体内激素，提高瘦素水平，降低胃促生长素水平。

经过一晚高质量睡眠后吃一份多叶蔬菜沙拉，这是含有充足水分的低热量高纤维食谱。高纤维食物会促进胃壁伸展，从而降低胃促生长素、减缓饥饿感。此外，研究表明食用可溶性纤维（存在于洋葱、大蒜、韭菜、香蕉、大麦、黑麦和豆科植物等食物中）可降低血液中的胃促生长素水平。还有研究发现在蔬菜沙拉中增加一些蛋白质和脂肪可以促使体内分泌 CKK 和 PYY，它们是由胃肠道分泌的两种增强饱食感的激素。加强力量训练可以抑制减肥造成的肌肉有效性降低和新陈代谢减缓的问题，因为训练增加的肌肉会消耗更多热量。

要长期保持减肥的效果，主要的方法就是坚持。一旦体重增加，必须将其减下来，为此付出的努力要大于那些之前没有减过肥的人群。脂肪既狡猾又聪明，不轻易放弃，对付它，你必须要有同样的品质。给自己一个正确的减肥理由才能长期坚持减肥行动（参见本书第 10 章），毕竟杰森·伯恩有时也会失败。

第 2 部分

不只是食物使我们发胖

第 6 章

细菌和病毒：体积微小，却发挥巨大作用

兰迪 62 岁，身高 1.85 米。他在美国伊利诺伊州格拉斯福德的一个农场长大，1950 年时格拉斯福德是个宁静平和的美丽村庄，夏季酷热，秋季清爽，冬季则寒冷刺骨，这是美国中西部地区的典型气候。兰迪在农场家庭长大，父母对他的要求很严格。从 5 岁开始他就要在黎明时起床，早餐前穿着长靴和牛仔裤给奶牛挤奶、搬运干草、打扫鸡舍。不管身体好坏、刮风下雨，每天他都要做完这些农场工作后才能进厨房吃早餐。

清理鸡舍是一项艰苦的工作，需要进到围栏中将所有的鸡从又臭又脏的鸡舍中赶出来，再把它们赶进另一个围栏。这个过程让人害怕，因为鸡群被关了一夜之后可能会很暴躁，有攻击性。兰迪 11 岁时，有一次一只特别躁动的大公鸡扑扇着翅膀在他的腿上狠狠地啄了一口。兰迪感到皮肤一下子被刺穿，他痛苦地尖叫起来。事后他回忆，那感觉就像被粗大的鱼钩刺伤一样。那只公鸡在兰迪的腿上啄出一个很深的伤口，血一直从他的大腿流到了脚踝。考虑到那群鸡已经在肮脏的鸡舍里待了一整晚，他赶快跑回房间清理伤口。

几天后，兰迪注意到自己的胃口好得出奇。他不时感到饥饿，整天被食物吸引，心里一直想吃东西。他开始在两顿正餐之间吃些小点心，坐下来吃

晚饭时又饮食过量。兰迪以前的体型一直很瘦，但第二年他就增重了 4.5 千克。他的父母以为这是青春期发育现象，只是似乎青春期来得早了一点。兰迪的家人都是清瘦的体形，他长得胖看起来有点不寻常。兰迪一向很自律，他要求自己少吃一点，改吃较低热量的食物，多做运动。长到十几岁时他的体重已超重，超重范围为 13 ~ 18 千克。他说："那段时间我在农场干的活最多，但我的体重还是增加了那么多。"

兰迪只在一些重要的场合成功减掉过体重，比如重要的学生委员会会议和毕业舞会，但他在游泳和上健身课时害怕把衬衫脱下来。他说："14 岁以后我想了很多办法，唯一的目的就是希望减肥。我尽一切可能抑制自己的食欲。这就是我的生活状态。"他感慨自己身体强壮，可以做任何体力活，但体形从来没有出现像一般男性那样的 V 字形。

兰迪的家人支持他控制体重的行为。他们准备低热量食物，让他抽时间锻炼身体，对于他不想吃的东西也不强迫他吃。大学期间，他继续与体重斗争。他说："在我 20 岁出头的时候，体重在 90 ~ 105 千克范围内浮动，这真是巨大的挑战。"兰迪一直在回想，到底是什么事情让他的体重出现如此巨变。他以前是伙伴之中最瘦的一个。然后他想起来，他曾被那只公鸡啄伤。

印度鸡奇案

在印度孟买，尼基尔·杜源德哈追随他父亲维诺德·杜源德哈的足迹为治疗肥胖症而努力。维诺德博士将治疗肥胖症视为自己的使命。维诺德有一段时间体重超标，但通过控制饮食、打网球等一系列措施，他成功减掉 27 千克，体重降为 63 千克。他想如果他能成功减重，他也能帮助其他人做到这一点。因此，他开设了一家医疗诊所帮助人们治疗肥胖症，他的业务迅速扩大。尼基尔受父亲的启发，立志将来加入父亲的减肥诊所。尼基尔回忆说："小时候在饭桌旁我经常听到有关肥胖的故事，比如肥胖症患者如何被江湖医生所骗，以及他们所遭受的痛苦。这使我对这一行产生了兴趣。"尼基尔去医学院深造后加入了父亲的诊所，后来他又开了自己的诊所。最后他拥有3个诊所，共接诊过1万多名患者。

但尼基尔也遇到了困扰其他肥胖专科医生的问题："我无法为患者提供一种可以长期有效地保持减肥成果的方案，经过治疗的患者还会回来……正如宾夕法尼亚大学的阿尔伯特·斯顿卡德所说：'大部分肥胖症患者不会坚持治疗，很多人无法减重，那些减肥成功的人士中大部分体重会反弹。'可悲的是，他说的是实情。"

很多医生可能接受了这个事实，但尼基尔·杜源德哈不行。他需要一个答案来满足自己的好奇心，解决患者的实际问题。他解释说，他的好奇心加上无知（或者说不会固守那些业已形成的科学观念）使他想解答别人不能解答的问题。

善于发现问题、提出质疑，这个特质在他还是孩子时就已显现。小学三年级时，尼基尔观察一群蚂蚁可以搬走远大于它们体积的面包屑。他想了解为什么这些蚂蚁要搬走食物而不是直接吃掉它。这些小动物从屋子的这头爬到另一头，艰难地搬运食物，竟然没有一只蚂蚁停下来吃掉它。这些蚂蚁究竟吃不吃面包屑，还是说它们只是为了把这些食物从一个地方搬到另一个地方？他很想知道答案。为此，尼基尔设计了他的第一个实验：他抓了一些蚂蚁将它们放入一个装有米粒的盒子里，然后把盒子埋起来。他准备几天之后再把盒子挖出来看看这些蚂蚁有没有把米粒吃掉。不幸的是，这些蚂蚁后来死了，但是尼基尔的好奇心特别是关于食物的好奇心一直没有泯灭。

身为一名肥胖症专科医生，尼基尔认为应该更深入地了解肥胖症并找到治疗方法。他决定去美国攻读营养学研究生。他说："如果想在肥胖症研究上有所建树，我需要继续深造。所以，我离开诊所来到美国，仅仅用了11

个月时间就获得了硕士文凭，然后又回到孟买参加了一个生物化学博士课程。同时，我还与父母一起治疗我的病人，并进行医学研究。"

尼基尔表示，他的人生从这里开始发生了重大的转变，就像有人在冥冥之中指引着他寻找肥胖问题的答案。特别值得注意的是数字3，有3次在命运的干预下他改变了生活，而在职业生涯中他又3次推翻了人们以前接受的科学观念。

第一次命运介入他的生活是与兽医病理学专家 S.M. 埃辛卡亚喝茶聊天。埃辛卡亚是他父亲维诺德的朋友。埃辛卡亚提到当时印度家禽业出现了一种流行病，造成数千只鸡死亡。他已确定这种病毒并以自己名字的一部分将其命名为 SMAM-1。埃辛卡亚解释说，通过尸检他们发现这些鸡的胸腺萎缩，肾脏和肝脏体积增大，而脂肪堆积在腹部。尼基尔认为这件事不寻常，因为病毒一般会引起体重减轻，而不是体重增加。埃辛卡亚正准备继续讲下去，尼基尔打断了他："我觉得你刚才说的事不合情理。你说鸡的肚子里有很多脂肪，可是病毒怎么可能产生脂肪呢？"

埃辛卡亚本来可以无视尼基尔的好奇心，对于这种由病毒引申出来的"肥胖感染"，他本来可以简单否定，但埃辛卡亚思想开明，他诚实地回答："我不知道。"他鼓励尼基尔研究这个课题，这次对话对尼基尔具有重要的意义。一种病毒是否可能引起肥胖？这个问题让杜源德哈走上了学术研究之路，这也是他博士研究项目的一部分。

他立即投入工作，研究 SMAM-1 病毒是否会使鸡变胖。当他将这一计划告诉同事时，却引来一片质疑之声。尼基尔说："当时人们问我：'为什么你要做这事？没有其他人证明病毒可以导致肥胖。'这些声音快把我逼疯了。我说：'这不正是你应该做实验的原因吗？'"

尼基尔继续推进他的实验，他选了 20 只健康的鸡，让其中 10 只鸡感染 SMAM-1 病毒，剩下的鸡未受感染。在实验中，两组鸡都吃同样的饲料。实验结束时，只有感染 SMAM-1 病毒的鸡变肥了。然而，虽然感染组鸡变肥了，但它们血液中的胆固醇和甘油三酯水平比未感染组还低。尼基尔回忆说："这个现象不正常，如果你养的鸡很肥，那么它们的胆固醇和甘油三酯指标应该高才对，可实际上它们的指标却偏低。因此，在实验室中感染SMAM-1病毒的这些鸡变得更肥，但胆固醇和甘油三酯水平更低。"

为了保证实验结果的正确性，他重复做了这个实验，这一次他使用了100只鸡。实验再一次证明，只有感染了SMAM-1病毒的鸡才会变肥。这激起尼基尔的好奇心，看起来一种病毒正在引发肥胖。如果真是这样的话，那么肥胖会传染吗？他想到一种检测方法。他将3组鸡分别关在3个独立的笼子里：第一组鸡未受感染；第二组鸡感染了这种病毒；而第三组的笼子里既有已感染的鸡，也有未感染的鸡。在3周时间里，第三组鸡笼里未感染的鸡被病毒感染，与第一组未感染的鸡相比，体脂明显增加。尼基尔说："第三组中那些后来被感染的鸡身上的病毒并非由我们引发，这是在同一物种间的相互感染。它们的体脂增加了一倍多，但胆固醇和甘油三酯水平降低了。"脂肪似乎确实具有传染性。

尼基尔信奉科学，理性且冷静。但即使这样，他也不得不承认脂肪可以传染这个想法过于大胆。这是不是意味着某人打个喷嚏就能把肥胖传染给别人？在动物身上看起来是这样，但人类是否也是这样呢？把病毒注射进人体内是不道德的行为，但尼基尔还是有办法检查患者是否曾经接触过这种病毒。

尼基尔说："那时我还有自己的肥胖诊所，我给来治疗的病人进行抽血检测。我认为只用一点点血就可以检测他们体内是否有SMAM-1抗体，是否存在抗体表明患者过去是否曾感染SMAM-1病毒。传统的观点是人不会感染鸡身上的腺病毒[1]，但我还是决定无论如何也要做个检测。结果发现，我们测试的患者中20%的人体内的SMAM-1抗体呈阳性。与体内抗体为

---

[1] 腺病毒是一种原发于腺样体组织的病毒，腺样体是位于鼻腔后部的一个淋巴组织。SMAM-1病毒是腺病毒的一种。

阴性的患者相比，阳性患者的体重更重，BMI 值更高，而胆固醇和甘油三酯水平更低。这与在鸡群中测得的结果一致。"尼基尔指出，与没有感染过 SMAM-1 病毒的患者相比，感染过该病毒的患者的平均体重要重约 13 千克（即 33 磅）。

除了这个 33 磅与 3 有关之外，还有另外一件事与 3 有关。尼基尔的发现违背了传统的 3 个科学观点：（1）病毒不会引起体重增加；（2）脂肪含量高会引起血液中的胆固醇和甘油三酯水平上升；（3）人类不会感染鸡的腺病毒。他说："在那个年代我们的发现违背了太多传统的科学观念，所以我就不太在意传统的说法了。"

体重继续增加

印度的尼基尔·杜源德哈继续追寻内心的召唤，探索脂肪的秘密。另一边，在美国的兰迪在为自己寻找解决肥胖问题的方案。在当了一段时间教师后，1977 年兰迪回到家乡，回到他热爱的农场生活。近 30 岁时兰迪的体重已经达到 127 千克，他说："我回到农场后开始干艰苦的体力活，工作量从来没有这么大，然而这也是我的体重最重的一段时间，我的体重在 122～136 千克范围内浮动。如果体重回到 110 千克左右，我会看起来瘦一些，但只要几个星期我的体重就会回到 125 千克以上。按道理吃一小匙甜品不会毁了我，不过事实是我不能吃。只要放纵一点点，我的体重马上就增加。"

那段时间兰迪结了婚，并且有了 4 个孩子。在家庭晚宴或假日聚会上，他与其他人一起坐在餐桌前，试图吃得比别人少一些。然而他的体重依然暴涨。近 40 岁时他的体重已经超过 136 千克。他经常感到饥饿，即使那时他已经放弃减肥了。"我可能几个星期都严格控制饮食，比周围的人吃得都少。但只要有一顿饭没有节食，体重一下子就反弹回来。"

显然，兰迪的脂肪量增加与生理机能有关，但他觉得环境可能也有影响。他说："人们希望你和他们是一伙的，他们想要你吃的和做的都与他们一样。我试着吃一点，但我比他们更容易长脂肪。如果我不和他们一起吃，他们会认为我不喜欢他们。不仅如此，大部分时间我的饥饿感比他们强烈。对我来说，在餐桌旁与其他人一起分享食物是很不舒服的体验。我不可能像其他人那样吃还保持苗条的身材。我的身体和他们不一样！"为了控制饮食，即便成功减重，兰迪的生活也痛苦不堪。他说："你无法体会时时处于饥饿状态是怎么一种感受。压力无时不在，试着感受一下。很多给我提减肥建议的朋友不用体会这种痛苦。"

来到美国

尼基尔对自己的研究有把握，他认为 SMAM-1 病毒可能引起人类肥胖，因此他向有关杂志提交了论文，但很多编辑拒绝了他的投稿，原因仅仅是他们不相信这个结论。病毒引起肥胖听起来太不靠谱了，而且尼基尔不知道病毒引起肥胖的确切机制，他仅仅知道两者有关联。固有的观念认为病毒与肥胖没有关联，所以很多人直接否定了实验数据。多年来尼基尔的论文一直被拒绝，直到最后才有杂志发表。

1992 年他获得孟买大学的博士学位，在印度继续治疗肥胖症，然而他的想法已经彻底改变了。现在治疗肥胖症已经不那么吸引他了，他要去调查病毒和肥胖之间的关系。他听说有一个网上数据库称为 Medline（现在称为 PubMed，是一个网上文献资料搜索库，很多科学家都在使用它），可以让科学家查阅同行发表的期刊论文。然而，20 世纪 90 年代早期印度的网络没有那么普及，尼基尔只能写信给美国国家医学图书馆，希望他们帮助查找相关论文。今天，只需要几分钟就可以完成这类搜索，但那时他不得不为此等上几周时间。

尼基尔发现其他人也在搜索这类课题。其中一篇刊登在1982年《科学》杂志上的论文提到，犬瘟热病毒会引起小鼠肥胖，另一篇论文则认为劳氏相关病毒（RAV）会引起鸡肥胖。尼基尔在感到宽慰的同时又开始担忧，是否已经有人抢先研究他的课题了？他说："从坏处讲，已经有人发现病毒可以引起肥胖，但从好处讲，我不是那个唯一的傻瓜。不是只有我一个人在研究腺病毒，这让我欣喜若狂。"

更好的消息是，当时还没有人研究病毒能否在人类中引起肥胖。这个问题令人着迷，尼基尔满脑子想着的都是这件事，对它充满好奇。最后他决定放弃自己成功的医师生涯，全身心地投入到这个课题中来。如果想专心从事研究，需要离开印度前往美国。

尼基尔开始给他认识的美国朋友写信和打电话，寻找合适的博士后工作。不过，他说："我无法理解美国那边的回复，他们只是礼貌地表达了让我'走开'的意思。回头想想，我大概能猜到他们的意思。他们认为一个无名小辈从一个奇怪的国家写信给你，要进入你的实验室，用你的经费研究他的怪异课题——病毒引起肥胖。通常人们进入实验室做博士后不会研究自己的课题，而是听从导师安排做课题，但是我想用另一种方法。"

尼基尔寻找美国博士后工作并不顺利，但他依然不气馁。他决定换个方式试试。他说："我决定搬到美国，不放过任何一个博士后工作机会。只要我人在美国，至少我们可以在一个频道上沟通。在那里我可以与人接触，说服那里的人们。"

尼基尔和妻子、7岁的儿子对前途充满信心。他们将所有家当装入3个旅行箱来到美国。最后尼基尔在北达科他州找到一份博士后工作，研究内容是从向日葵中提取果胶。他说："我给自己两年时间找到一个能研究病毒与肥胖症关系的博士后职位。如果实在找不到，我就回印度继续做执业医生。"

　　一到美国，尼基尔就四处联系可能对这个课题感兴趣的实验室。他打了很多电话，通过朋友推介他的课题，给可能感兴趣的人士写信，一次写三四十封信，然后让妻子帮忙邮寄出去。但是，两年时间里没有一个人感兴趣。尼基尔和妻子筋疲力尽、心灰意冷，决定打道回府。他们给儿子报了印度的学校，做好回国的准备。尼基尔说："如果不能研究病毒和肥胖症的关系，我没有必要再留在美国。"

　　尼基尔的职业生涯再一次受到命运的眷顾。美国威斯康星大学医学院的理查德·阿特金森是一位颇有声望的肥胖症专家，他阅读了尼基尔在印度时发表的论文。1982 年，阿特金森读到犬瘟热可以导致小鼠肥胖的论文（也就是尼基尔通过美国国家医学图书馆查到的同一篇文献），就开始对病毒和肥胖症的关系感兴趣。麻疹病毒与犬瘟热病毒的结构相似，他想知道儿童麻疹患者是否会有类似的肥胖症状，然而当他向疾病控制中心申请基金支持时被拒绝了。

　　阿特金森感到失望，但依然对这一课题保持浓厚的兴趣，时刻关注新的科研进展。突然有一天尼基尔与他联系，询问是否有相关的博士后工作。阿特金森在学术界享有盛誉，曾担任北美肥胖症研究学会（现称为肥胖症学会）的会长，因此他经常收到同类的工作申请。阿特金森表示："通常这些博士后的工作都是由首席研究员指派的，但当我和尼基尔谈话后发现，尽管他的论文有很多共同作者，但他在攻读博士学位期间都在研究肥胖症。"同时，阿特金森还被尼基尔为理想所做的牺牲深深打动，他回忆说："尼基尔在印度有 3 家肥胖症诊所，有丰富的执业经验，然而他把这些全部放弃了。来到美国后他的收入下降了 95%，为了肥胖症研究，他放弃一切来美国做博士后研究。这才是真正的科学家。"

　　这时离尼基尔原计划回印度的时间只有几周了。阿特金森为他提供了一份威斯康星大学麦迪逊分校的工作。1994 年尼基尔搬到这里成为一名博士后研究员。

糖尿病患者的减肥计划

1989 年秋天兰迪要申请一个商用机动车驾驶证，这需要体检证明。在尿样检测时，护士问他是否有哪里不舒服。他回答："还算正常吧。"但护士告诉他可能需要再抽血检查，因为她以为实验室将葡萄糖溶液溅到他的尿液样本上了。抽血结果显示兰迪的血糖水平接近 500mg/dL（正常值应为 100mg/dL）。实验室工作人员并没有失误，只是兰迪的指数太高了。护士感到问题严重，她将这个情况通知了兰迪的医生。医生测试了他的空腹血糖水平，发现兰迪出现胰岛素抵抗，并患有严重的糖尿病。

兰迪当时 40 岁，体重 159 千克。他的身体出现问题，不断感到饥饿，体重持续增加。如果不尽快解决这一问题，很快就会出现严重的糖尿病并发症，包括心血管疾病和神经损伤。

在多次尝试饮食控制失败后，兰迪和他的医生认为对于如此严重的糖尿病最好住院治疗。医生随时检查兰迪的血样，确定胰岛素注射的最佳时间和剂量以调节血糖水平。兰迪学习了糖尿病食物交换份法，这是糖尿病患者用来计算食物配餐的方法，将肉类、碳水化合物、蔬菜和脂肪按一定比例搭配在一起食用。他不再食用精制的碳水化合物（如面包），他说："近几年来我没再碰过一片面包或者比萨。"

但是，这样做就足够了吗？兰迪多年来一直努力控制体重，但都以失败告终。从童年开始他就与脂肪作战，控制饮食、运动、减少聚餐次数，但长年严格自律依然无法阻止体重的增长。兰迪必须让体重长期得到控制。医院的环境起到了效果，兰迪的体重开始下降。但尽管严格控制饮食，他的体重只下降了几千克。

美国的病毒

尼基尔入职为麦迪逊分校的博士后研究员，终于可以追求自己的科研梦想了。他对病毒有强烈的好奇心，渴望找到答案。然而，他在印度接触的SMAM-1 病毒没有获得美国农业部的进口许可。尼基尔花了两年时间才找到这份博士后工作，现在他又无法得到需要的病毒。他深感失望，但命运又一次给了他机会。

由于无法取得 SMAM-1 病毒，尼基尔与病毒销售公司联系。他们的病毒列表上有大概 50 种人体腺病毒。他说："我要去订购某种人体腺病毒，但上面没有标明哪种腺病毒会促进脂肪生成。一共有 50 种不同的腺病毒啊！所以，我再一次陷入困境，不知道下一步怎么做。我们要从 1 号、2 号一个个试下去吗？因此，带点猜测、纯粹凭运气，我们决定从第 36 号开始测试。我们喜欢数字 36，而且因为它的抗原是唯一的，这意味着它不会与其他病毒发生交叉反应，而且其他病毒的抗体无法抑制它。"

这是个随机的选择，结果第 36 号腺病毒（Ad-36）在鸡身上产生了与SMAM-1 类似的反应。阿特金森认为 Ad-36 病毒很可能是 SMAM-1 病毒的一个变异品种。当尼基尔让鸡感染 Ad-36 病毒后，鸡体内的脂肪量增加，胆固醇和甘油三酯水平下降，这个结果与 SMAM-1 病毒的实验结果一致。尼基尔想要确认实验结果是否呈假阳性，因此他给另一群鸡注射了一种名为CELO 的病毒，确保其他病毒不会让鸡产生脂肪。此外，他还养了一群没有注射任何病毒的鸡。这 3 群鸡中一群感染了 Ad-36 病毒，一群感染了 CELO病毒，另一群完全没有感染病毒。他比较了这 3 群鸡的体形后发现，感染了Ad-36 病毒的那一组鸡变肥了。后来尼基尔又在小鼠和绒猴身上做同样的实验，每一次实验结果都是注射了 Ad-36 病毒的那一组变肥了。在绒猴实验中他还发现,感染 Ad-36 病毒的绒猴体重是未感染此病毒的绒猴体重的 3 倍,它们的体脂量增加了近 60%!

最大的问题出现了：人类会感染 Ad-36 病毒吗？杜源德哈和阿特金森测试了 500 多位受试者,在他们体内查找 Ad-36 病毒的抗体,检查他们是否在过去某段时间曾经感染过这种病毒。研究人员发现 30% 的肥胖症受试者呈 Ad-36 病毒阳性反应,而只有 11% 的非肥胖症受试者呈阳性反应,比例为 3∶1。此外,Ad-36 病毒呈阳性反应的非肥胖症患者的体重明显比那些未感染过此病毒的人更重。再一次说明,这个病毒与脂肪有关联。

接着,尼基尔设计了一个更加严格的实验。他准备在双胞胎体内测试是否存在 Ad-36 病毒的抗体。他解释说："我们的假设是这两个双胞胎体重应该一样,但如果我们找到一对双胞胎,一个体内有这种病毒抗体,而另一个没有,那么这对双胞胎就不一样了。如果 Ad-36 病毒与人类肥胖无关,抗体呈阳性的那个双胞胎的体重就会比抗体呈阴性的那个更重。因此,我们找到 28 对双胞胎共 56 人,经抽血检测发现每一对双胞胎体内的 Ad-36 病毒抗体分别呈阳性和阴性。结果与我们的假设一致：双胞胎中 Ad-36 病毒抗体呈阳性的那个比呈阴性的那个明显肥胖。"

当然,为了研究让人感染病毒是不道德的行为,因此不能在人身上得到完美的实验结果。但尼基尔说："除了让人感染病毒之外,双胞胎实验是证明该病毒对人体产生作用最接近的方法。"

管理脂肪的新方法：不再责怪脂肪

兰迪的医生多年来一直给兰迪看病,他了解兰迪这么多年艰苦的减肥历程,而且这一战斗还在持续。自从住院后,兰迪的体重控制得比以前好,但仍需长期专业的治疗。这位医生建议兰迪去找一位内分泌学专家,威斯康星

脂肪的秘密：为什么减肥如此艰难

大学麦迪逊分校的理查德·阿特金森在治疗肥胖症方面有一些成功案例。

兰迪找到阿特金森博士看病，他自知如果不能控制好体重，就会因肥胖而死。兰迪首先注意到阿特金森很善良，没有让兰迪因自己的体重而感到内疚。兰迪说："其他地方的人会将肥胖的责任归咎于你，他们会追溯过去，让你检讨哪里出了问题。这太苛刻了。阿特金森没有这样做。他说我现在已经这样了，如何才能解决问题？这是一个包容、发展的态度。"

阿特金森开设了一个治疗肥胖症的长期项目，他向病人解释肥胖症是一种慢性疾病，他们将"永远"需要治疗。在项目的最初 3 个月中，病人每周抽出几天时间参加一个有关肥胖症和脂肪基础知识的讲座，然后复诊的时间减少到一到两周一次，然后一到两个月一次。他要求那些体重反弹的人更频繁地来复诊。凡是参与该项目的人必须全程参与。能够学习完整的脂肪知识这件事让兰迪很兴奋。他说："当听说我可以参加大学讲座，了解我的患病情况时，我兴奋地说：'我要报名！'参加这个讲座太有意义了，为此我每次都专程从伊利诺伊州开车来威斯康星州的麦迪逊。"

在讲座上，阿特金森展示了肥胖症的研究成果：哪些研究已经被证实，哪些还没有。他讲到了设定点理论：身体努力维持一个设定的体重值，要想改变体重，必须付出更大的努力。他讲述了那个具有里程碑意义的实验，清瘦的受试者为了体重平均增加 25%，他们要比肥胖人群摄入更多食物。他还分享了 Ad-36 腺病毒的研究进展，解释这种病毒如何与脂肪相关。这些科学知识帮助兰迪认识到脂肪的各种防御机制，学会各种减肥策略。

阿特金森还向他介绍了自己新聘任的博士后助理，一位来自印度的年轻科学家——尼基尔·杜源德哈。尼基尔给兰迪做了检查并研究了他的血样。兰迪的 Ad-36 病毒抗体呈阳性，意味着他过去很可能曾感染过 Ad-36 病毒。兰迪想起童年时被一只公鸡啄伤，此后他的食量暴涨，体重迅速增加。他豁然开朗，原来无法控制的食欲以及快速增长的脂肪都与此相关。如果他与这一研究中的鸡、绒猴、那些双胞胎或其他受试者一样的话，感染 Ad-36 病毒就会导致他体内的脂肪不断累积。他说："阿特金森和尼基尔所做的研究改变了我的生活。他们让一切都变得清晰起来。我感觉解脱了，浑身充满了力量！"

病毒是如何产生脂肪的

像 Ad-36 这样的病毒是如何产生脂肪的呢？阿特金森解释说："我们认为 Ad-36 病毒有 3 种方式让人们变得更胖：（1）它促进血液中葡萄糖的吸收并将其转化为脂肪；（2）它通过脂肪酸合酶（一种促进脂肪酸合成的酶）促进脂肪分子合成；（3）骨髓内的干细胞既可以分化为骨细胞也可以分化为脂肪细胞。Ad-36 病毒可以通过调配更多的干细胞分化为脂肪细胞，从而储存更多的脂肪。因此，脂肪细胞体积变得更大，身体也变得更肥胖。"

研究人员承认，公鸡啄伤兰迪很可能导致他感染上这种腺病毒。但他们很小心，因为没有直接证据表明 Ad-36 病毒可以从鸡传染给人类。

虽然尼基尔已经离开威斯康星大学到得克萨斯理工大学任营养系主任，阿特金森也搬到弗吉尼亚州，但两人仍保持密切联系。尼基尔在 10 年时间里跟踪了 1500 名受试者，在实验初期他们检测了这些人体内的 Ad-36 病毒抗体，每年再检测一次。他说："结果发现实验初期这些抗体呈阳性的人的体重在 10 年时间里均显著增加。"阿特金森也做了类似的研究，他检测了 1995 年到 2012 年期间入伍的空军新兵。这些新兵的体形并不肥胖，但到实验结束时，那些感染过 Ad-36 病毒的人超重的风险是未感染人群的近 4 倍。

虽然尼基尔和阿特金森的几项研究均有力地证明了 Ad-36 病毒会促进脂肪生成，但质疑声仍然存在。阿特金森表示："我记得在一次会议上演讲时，我展示了 15 项不同的研究结果，均显示 Ad-36 病毒会导致肥胖或与肥胖有关联。在演讲结束时，一位好朋友跟我说：'我就是不相信这回事。'他没有给出理由，只是不相信这个结论。人们坚持认为只有饮食和运动对肥胖有影响，但实际上还有其他影响因素。"

尼基尔也有类似的经历，他补充道："科学和人们的观念存在差异。人们大脑中形成的是观念，不是科学。科学必须用数据说话。我遇到那些质疑的人，当我问他们为什么提出质疑时，他们都无法给出具体的理由。科学不是来自于人们的观念，它来自于事实。有一句俗语说得好：'上帝之外，一切以数据说话。'"

有时科学不易被接受

在科学界，提出任何颠覆性的观点都可能遭到质疑。巴里·马歇尔是另一位受到质疑的科学家，他提出幽门螺杆菌[1]而非压力是造成胃溃疡的原因。过去的观点认为情绪起伏波动会释放过量胃酸，只有服用如泰胃美和雷尼替丁这类药物才能缓解胃溃疡。制药公司因销售这两种畅销药获利数十亿美元。不过，无论是否受到压力困扰，胃溃疡患者一旦停止服用上述抗酸剂，症状又会出现。更糟糕的是，胃溃疡可能进一步恶化成胃癌。

马歇尔的同事罗宾·沃伦是澳大利亚皇家珀斯医院的一位病理学家，他在显微镜下观察胃溃疡，可以看见大量的螺旋状细菌——幽门螺杆菌。马歇尔不断地向人们宣传他的发现，试图将这一信息传达给医生们。但科学界对此持怀疑态度，最后竟然中止了对这一细菌项目的资金支持。没有病人参加临床实验，唯一一个可能的受试者就是他自己。为了证明他的观点，他喝下含有大量幽门螺杆菌的鸡尾酒，很快出现了呕吐症状，进而发展为早期胃溃疡。他还研究了能够杀死这一细菌的抗生素。因此，他迅速服用药物治好了

---

[1] 幽门螺杆菌是在人类和哺乳动物胃部生存的一种细菌。

自己的胃溃疡。

即使马歇尔发表文章讲述了自己的故事，在他的祖国澳大利亚仍然没有得到过多关注。但美国的小报用醒目的标题转载了他的故事，吸引了人们的注意。科学家不一定喜欢这种曝光方式，比如在《国家调查报》这种小报上刊出题为《豚鼠医生用自己的身体做实验治愈了胃溃疡》的文章。这些宣传起到了效果，美国食品药品监督管理局要求开展一项完整的临床实验，用抗生素治疗胃溃疡患者。实验获得了成功，证明马歇尔和沃伦的观点是正确的。由于这一发现，他们获得了 2005 年的诺贝尔奖。尽管多年来专家们不相信他们的观点，最终他们迎来了世界的认同。

尼基尔希望新的研究可以让那些质疑感染型肥胖的人转变观念，就像人们对幽门螺杆菌的认识一样。也许科学家们对病毒的了解更深入，进一步明确其分子机制的话，这些质疑的声音将会减弱。如今，细菌和病毒会促进脂肪合成这一观点向传统观念发起挑战，人们普遍认为肥胖只与饮食过量和运动过少有关。即使犬瘟热病毒、劳氏相关病毒第 7 型（Rav-7）、博尔纳病毒都已被证明会引起动物肥胖，反对的声音依然很多。尼基尔说："世界各地的实验室做了 18 ～ 20 个实验，证明不管什么种族，Ad-36 病毒与人类肥胖有显著的关联性。"

理查德·阿特金森预计将会研制出一种针对 Ad-36 病毒的疫苗。他认为 30% 的肥胖人群感染过这种病毒，并因此变得更胖。他希望看到有一天孩子们像接种水痘和麻疹疫苗一样接种 Ad-36 病毒疫苗。但到目前为止人们还没有直接的方法治疗 Ad-36 病毒感染。阿特金森说："即使你已经感染上这种病毒，成为肥胖易感人群，你仍然可以控制自己的食量和运动量。不过，你可能要为减肥付出更多的时间和精力。"

兰迪肯定比大多数人更勤奋，他成功地将体重从 159 千克减至 77 千克，这非常不容易。他将每天的热量摄入量控制在 5000 ～ 6300 千焦的范围内，这是一个成年男性通常食量的一半左右。他在正餐时吃一份蔬菜沙拉，餐间吃点水果和坚果。阿特金森在提到兰迪时说："他有着超强的自控力，是我见过的自控力最强的人。"

兰迪将人群分为"能吃的朋友圈"和"不能吃的朋友圈"。他说："我就是和别人吃得不一样。我必须告诉家人和朋友，如果你们想让我活下去，不要指望我和你们一起吃饭。家人对我非常支持，这是关键。出门在外时，其他人都可以随心所欲地吃饭，而我则坚持只吃水果和坚果，或者吃随身带的几个水煮蛋。你必须意识到你不属于那个'能吃的朋友圈'。"

现在兰迪比以前开心多了。他了解自己的身体状况，每天与肥胖做斗争，时刻观察体重的变化。他甚至将房子抵押以支付胃绕道手术的费用，确保体重不会反弹。保险不能报销这笔手术费，因为他当时的体重为102千克，比保险要求的体重低。他说："有些人体重反弹，所以他们来做这个手术，手术后也没有养成良好的饮食习惯，因此他们的体重还会反弹。如果没有良好的饮食习惯配合，手术的效果不可能长久……我现在看起来很好，这种状态已经持续很长一段时间了。事实上，过去比我瘦的一些朋友现在已经比我还胖了。"兰迪的目标是告别肚腩、小腹平坦。他现在说："我是一位62岁的快乐慢跑者，人生第一次有勇气在健身房里脱下上衣……我目前的目标是将体重降到73千克，然后穿上速比涛（Speedo）泳衣！"

不仅仅是病毒，细菌也可产生脂肪

像兰迪这样控制食量还是比较罕见的，但是只摄入一点食物就会长胖，很多人对此深有体会。有些同龄人一顿饭吃三道菜，而这些人只吃半道菜，最后吃半道菜的人长得更胖。那些同龄人可能不会长得更高或有更多的肌肉，甚至完全不运动，但就是不会变胖。而易胖人群更像是被一位喜爱脂肪的外来者控制着，而且这可能还是事实。这些外来者不是一两个，而是数以亿计。现在，医学界密切关注人体内的微生物状况，这些伴随我们成长的细菌和病毒在许多方面影响着人类健康，包括个体储存脂肪的多少。

谈到脂肪，我们并不是一个人在战斗，这个想法令人愉快。

安东尼·范·列文虎克是第一批观察人体微生物的科学家。1683 年，他从自己的牙齿上刮下牙菌斑，然后将其放到显微镜下观察，发现数百个"微小生物"在镜头下飞奔。奇怪的是，当他喝了一杯热咖啡后，这些"微小生物"就死了。

近几十年来，我们对细菌有了更全面的认识。现在我们知道这种单细胞有机体无处不在。从出生开始，它们就在我们的鼻腔、腋窝、皮肤、肺部、口腔和消化道等处大量繁殖，存在于人体与外界接触的几乎所有部位。它们与人类生存在一起，与人体共生，在维持自己生存的同时也帮助人类生存。

新生儿经过产道出生，产道中布满大量微生物，使新生儿体表"覆盖"了一层细菌。即使通过剖宫产分娩，妈妈皮肤的细菌也会附着在新生儿身上。新生儿早期的喂养方式是选择母乳还是奶粉，也会影响进入体内的微生物种类。无论采用哪种方式，新生儿的细菌种类都与父母有关，尤其是肠道内的细菌与此有关。在生命的最初几年，孩子与外界环境的互动增加，体内的细菌种类和数量也相应增加。我们长大后肠道内微生物的数量将达到 100 万亿之多。最终，我们体内的单细胞微生物数量是人体细胞的 10 倍，也就是说，我们具有更多的微生物特征而非人类特征。

人体内细菌分布数量最多的部分是肠道下半段，它们参与能量代谢、合成维生素和消化。细菌可以对脂肪和体重产生影响，这个观点听起来是否有些奇怪？体内细菌种类和数量的不同，可能决定了我们从食物中吸收热量的多少，从而影响我们的体重。

华盛顿大学坐落于美国密苏里州圣路易斯市，杰弗里·戈登博士在这里任职，他是研究肠道细菌最著名的专家之一。戈登博士身材高大，棕色头发微卷，戴着金边眼镜。他谈起自己的研究时滔滔不绝、语气坚定。他在研究细菌在代谢中的作用时发现了一个奇怪现象。在与弗雷德里克·巴克赫德一起共事时，研究小组喂养了两组小鼠：一组在无菌条件下生活，体内没有长任何细菌；另一组则如常暴露于空气中，它们肠道内的细菌分布和其他正常小鼠一样。给两组小鼠所配给的食物数量和种类是相同的。研究人员用 X 射线密度仪 [1] 准确地测量 8 ～ 10 周小鼠的脂肪量，结果让人吃惊。那些按常规方式喂养、肠道内分布着全套细菌的小鼠的脂肪量要比没有细菌的小鼠多 42%，而它们摄入的食物量还比无菌小鼠少 1/3。小鼠体内的某些细菌会导致脂肪量增加。

戈登和他的团队一开始的想法是无菌小鼠的代谢率可能比较高，但奇怪的是，他们发现无菌小鼠的代谢率要比正常小鼠低 27%。正常小鼠肠道内有全套细菌，它们吃得更少，代谢率更高，还明显比无菌小鼠更肥。

戈登想知道，如果将正常小鼠的细菌转移到无菌小鼠体内，会发生什么现象。研究小组将常规喂养的小鼠体内的微生物植入无菌小鼠体内，在 14 天里之前的无菌小鼠的体脂量增加了 57%！更奇怪的是，这些新植入微生物的小鼠摄入的食物比无菌小鼠少 27%。再一次证明，肠道内有细菌的小鼠的食量比无菌小鼠少 1/4，但比它们胖一半还多。

这一实验效果不仅仅适用于小鼠。几年后，戈登研究团队的另一位成员凡妮莎·里道拉设计了一个实验，以了解细菌是否会影响人类体重。研究小组召集了 4 对双胞胎，每对双胞胎中有一人患有肥胖症，另一人体形清瘦。戈登将每对双胞胎粪便中的细菌分别植入一对精瘦无菌的小鼠体内。接受细菌植入后的小鼠被单独关在一个笼子里，防止新植入的细菌进入其他小鼠体内。在实验期间，他们给所有小鼠喂食同样数量和种类的食物。

令人惊讶的是，每个小鼠都呈现出人类粪便供体的特征。从双胞胎中肥胖那一方植入细菌的小鼠增长的脂肪明显比从清瘦那一方植入细菌的小鼠

---

[1] X射线密度仪通过比对X射线的吸收来测量物质的密度或质量。

多。同时，从双胞胎中清瘦那一方获得细菌的小鼠排出的粪便要比从肥胖那一方获得细菌的小鼠多得多，这说明精瘦的动物可将更多的食物转化为粪便。

显然，清瘦受试者体内的细菌要比肥胖受试者体内的细菌从食物中吸收更少的能量，排出更多的粪便。戈登说："我们将人类的微生物菌群植入动物体内，对这些动物的研究表明，人类的微生物菌群与肥胖症可能存在因果关系。而且研究还显示，动物体内植入人类微生物菌群后可能出现肥胖症表型（外观）和代谢紊乱症状，特别是肥胖症的代谢症状。"

细菌是如何吸收能量并将其转化成脂肪的呢？肠道微生物含有人体没有的酶，这些酶消化人体消化系统无法消化的植物的某些部位。细菌在这些酶的作用下分解多糖（多糖由复杂的糖类和淀粉组成，人体无法分解多糖），并将其转化为人体可以吸收的单糖。细菌还以这种方式帮助人类在人体自身能量代谢之外摄取更多能量。此外，细菌还增加了小肠中毛细血管的数量，使肠道吸收更多的食物。因此，细菌从以下两个方面改变我们的消化功能：首先提升肠道吸收食物中营养成分的能力，其次促进食物中糖类的分解和吸收。

细菌不仅影响我们的消化功能，它还与一种称为 FIAF（禁食诱导脂肪细胞因子）的蛋白质减少有关。FIAF 的作用是抑制脂肪存储。通过减少 FIAF 的生成，细菌可以增加人体脂肪量。所有这些因素综合在一起，包括促进肠道吸收、从食物中摄取更多的热量、降低 FIAF 水平，可以解释具有正常菌群分布的小鼠体内脂肪量比无菌小鼠更多的原因。

值得注意的是，并非所有的细菌都是一样的。有些细菌与肥胖相关，另一些则没有关系。这一研究领域正在不断发生变化，新的发现清楚地表明了微生物菌群的复杂性。一些研究表明，在肥胖症患者的肠道细菌中厚壁菌门的含量较高，拟杆菌门的含量较低，而清瘦的人则正好相反。研究表明，某些种类的厚壁菌门能更有效地分解淀粉质食物，因此可以从食物中提取更多的能量，产生更少的废物。从进化的角度来看，这样做的好处可能是更少的能量被当作废物排出体外。但现代社会这样做的坏处是太少的能量被排出体外！最近的其他研究显示，肠道细菌的多样性也与肥胖有关，瘦人的肠道细菌比胖人更多样。无论哪种方式，越来越多的证据表明人类微生物菌群和脂肪是有关联的。

杰弗里·戈登用一碗麦片来解释我们消化功能的多样性。麦片富含多糖。我们食用一碗麦片所吸收的热量取决于肠道细菌的数量和种类。有些细菌可以从食物中吸收更多的能量。因此，即使在麦片的包装袋上标记每一份麦片所含的热量为 460 千焦，实际上吸收的热量取决于每个人的微生物菌群，吸收的热量可能略高于此值，也可能略低。戈登说："问题的关键是食用一碗营养价值相同的麦片对每个人来说效果是否相同？我们认为是不一样的。如何准确地测量人们吸收的能量，还有待进一步研究。"

好消息是人类细菌的分布并不是静态的。研究表明，当肥胖症患者减肥时，通过限制碳水化合物或脂肪的摄入，其肠道菌群发生了变化，厚壁菌门数量减少，拟杆菌门比例增加。另外，细菌种类也增加了。这种方式再次证明，脂肪可以再生成脂肪，即某些肠道细菌可以从食物中吸收更多的能量，高热量饮食与这类细菌相关；反之，脂肪减少会进一步减少脂肪，低热量饮食促使体重减轻，同时通过改变菌群数量，减少从食物中吸收的热量，排出更多的废物，从而使体重进一步减轻。事实上，体重的增加与减少和每个人摄入的食物有很大的关系，其复杂程度远远超过我们的想象。

与体内微生物菌群合作

微生物菌群研究是一个不断发展的领域，所以大多数研究和理论还处于探索阶段。如果你对这方面感兴趣，有一个途径可以帮助你了解体内的微生物菌群。美国肠道微生物计划是一个开放性项目，它收集生活在个体体内的细菌建立微生物菌群库。支付一定费用后，工作人员会寄给你一个试剂盒，并附上使用指南指导你用棉签收集身体各个部位的细菌，然后你可以把样品寄回去分析。此后你会收到一份研究报告，说明你的微生物菌群与其他人的区别。这份报告还会说明你结肠中的厚壁菌门以及其他的有益或有害菌群比其他人更多或更少。如果你发现自己体内的微生物菌群可能导致体重增加，如何才能将菌群生态向体重减轻的方向调整呢？

首先调整饮食结构，增加植物纤维的摄入量。这有一定难度，它意味着吃更多的水果和蔬菜，减少饱和脂肪酸的摄入。这不仅减少了热量摄入，而且你的饮食结构发生改变时，肠道菌群也随之发生改变。人们在研究中发现，在 8 周时间里给小鼠喂养高热量的"西式饮食"，结果发现它们的厚壁菌门含量增加。相反，吃适量的水果、蔬菜和低饱和脂肪酸含量的食物，除了体重降低，体内细菌的生长也呈现多样化趋势。

比利时天主教鲁汶大学的帕特里斯·卡尼博士主要研究益生元和益生菌对微生物菌群的影响。（益生元是无法消化的植物性碳水化合物，是肠道细菌的主要营养物质。益生菌是对身体有益的细菌。）卡尼说："益生元有助于减少食物摄入量，增强健康受试者的饱腹感。它们会改变一些微生物的组成和活性，对健康有利。"

香蕉、朝鲜蓟和豆类中含有益生元，卡尼的研究表明每天至少摄入 16克益生元，两周后可以增强饱腹感、减小食量。研究还表明，洋葱、燕麦、韭菜等食物中含有的低聚果糖可适度减少内脏脂肪量，缓减饥饿感。这些富含益生元的食物不仅可以使食欲减弱，还能增加钙的吸收，并且使肠道细菌更加多样化，有利于减肥。益生元还能提高拟杆菌门的数量，同时另一种有益菌类——嗜黏蛋白阿克曼氏菌的数量增加了 100 倍。

卡尼的研究发现，高脂饮食会破坏肠道黏膜的屏障功能，而嗜黏蛋白阿克曼氏菌有助于保持肠道黏膜的完整性。健康的肠道黏膜是一道天然的保护屏障，可促进有益细菌生长，增强免疫系统的功能，阻止有害物质被人体吸收，最终将改善新陈代谢，减小炎症发生率，缓解胰岛素抵抗，并且有助于减少脂肪。卡尼说："高脂饮食改变了微生物菌群的组成。如果微生物菌群的组成发生改变，反过来可以改变肠道的生理功能。"

实际上微生物已成为一个新兴的热点研究领域。如果我们不介意的话，将来甚至可以考虑通过粪菌移植导入有益细菌。这其实并不遥远，它已被用于治疗一些消化系统疾病，如艰难梭菌感染。在实验中将健康供体的粪便通过灌肠或内窥镜植入病人结肠内，为病人补充健康的菌群，恢复菌群平衡。菌群植入后，患者的肠道环境与供者类似，症状消除，治疗效果优于普通抗生素治疗。未来粪菌移植可以用于控制体重，或许你家附近的诊所就可以提供这一服务。

第 7 章

责怪父母：肥胖基因的遗传

　　大家都接受这样一种观点：基因决定一切，我们眼睛的颜色、牙齿的整齐度、身高、智商甚至情绪都由基因决定。但奇怪的是，谈到肥胖时人们总是低估了基因的影响。大多数情况下，肥胖被认为是个人生活的失败，是个体缺乏自控力、饮食过量、疏于运动、消耗的热量过少造成的后果。我们确实习惯将脂肪所处的位置归因于遗传因素，比如人们会说："噢，她的腿型像妈妈。"要是你长得瘦，人们也会说这是来自父母的遗传。然而如果太胖了，通常认为这是你自己的原因造成的。

　　幸运的是，许多科学研究发现基因从很多方面影响脂肪的生长，澄清了人们过去对基因的误解。这是一个全新的研究领域，揭秘人类基因组是近几十年来才开始的工作，每年会出现许多新兴的科研项目。

　　基因如何导致肥胖？一个典型的例子是皮马印第安人，3 万多年前他们从亚洲北部穿过白令海峡来到美洲定居。这些皮马印第安人中的一支定居在美国亚利桑那州凤凰城的希拉河附近，另一支则向南迁徙，最后定居在墨西哥的迈科瓦。皮马印第安人的生活以耕作为主，他们在干燥的土地上种植南瓜、玉米、豆类和棉花，同时还从事狩猎和采集等劳作。在这种生活方式下，他们的饮食结构自然、均衡，并保证每天有充足的运动量。

　　然而皮马印第安人遇到的困境是，当地每个世纪都有几次干旱，土地被破坏，动物数量减少，随后会出现饥荒，只有那些能长期忍受饥饿的人才能生存。皮马印第安人几千年来在这种恶劣环境下生存。遗传学家发现，随着时间的推移，他们体内携带一组"节俭基因"。这些基因是进化的结果，促使身体提高新陈代谢效率，将尽可能多的脂肪作为能量储存起来，从而使他们仅摄入很少的热量就能生存。几个世纪以来，这些遗传特征让皮马印第安人得以繁衍生息。19世纪中期两个皮马人印第安部落开始呈现不同的发展路线，其结果也引人深思。

　　白人移民于1850年开始去加州淘金，期间他们与亚利桑那州的皮马印第安人部落相遇。这些疲倦的旅行者得到皮马印第安人的帮助，在得到食物的同时还受到他们保护。这些外来人受到当地人欢迎，他们开始在希拉河宣示主权，而这条河是皮马印第安人赖以浇灌农场、维持生存的重要河流。随着加州淘金热的兴起，越来越多的移民进驻此地，新的农场主和牧场主开始与皮马印第安人争夺水源和土地。

　　不断加剧的紧张局势最终导致美国政府颁布将印第安人安置在保留地的政策，但皮马印第安人在保留地上并不能从事狩猎活动，也不拥有希拉河的主权。由于农田没有足够的水源，皮马印第安人部落又面临饥饿的困境。

　　早在20世纪30年代美国政府就开始为皮马印第安人提供食品援助，这些西式食物包括牛奶、培根、芝士、罐装肉类和干燥的谷物。同时，他们还提供面粉和猪油，这是皮马印第安人用来做油炸面包的原料。皮马印第安人不再从事耕作和狩猎工作，生活变得安逸，他们常常久坐不动。一些皮马印第安人在附近的工厂上班，其他人则加入了军队。他们逐渐接受美国式生活方式，亚利桑那州的皮马印第安人的体重开始增加——增加的不是一星半点。

　　1963年，美国国家糖尿病消化系统疾病和肾病研究所（NIDDK）在做一项地区调查时发现皮马印第安人中的肥胖症患者很多。亚利桑那州的皮马印第安人患肥胖症和糖尿病的比例如此之高，以至于该研究所专门为此立项以分析其原因。

　　该研究所每两年调查一次亚利桑那州皮马印第安人的健康状况。从1965年以来，这些皮马印第安人自愿参加体检，检查体重、身高、体重指数和其他导致糖尿病的因素。结果他们的超重人数比率是美国平均超重人数比率的3倍多。皮马印第安人的糖尿病发病率也远远高于美国平均水平。然而住在同一地区的白种人即使生活方式与他们类似，也没有出现同样的问题。

　　该研究所的研究人员还开始关注住在墨西哥迈科瓦的皮马印第安人。他们的基因与亚利桑那州的皮马印第安人类似，研究人员想了解两个不同部落的皮马印第安人是否有同样的健康问题。

　　埃立克·拉武辛博士是彭宁顿生物医学研究中心的专家，这个研究中心设在路易斯安那州巴吞鲁日市。拉武辛博士是第一批翻越马德雷山脉进入迈科瓦的科学家之一。他回忆道："那里没有平整的道路，也不通汽车。"研究人员们坐在一辆四轮车上穿过岩石地形，走了差不多10小时才到达皮马印第安人所在的村庄。迈科瓦的皮马印第安人部落仍以耕种为生，用自行车而不是汽车代步。在很大程度上，他们还保持着皮马印第安人祖先农业社会的生活方式。

　　迈科瓦的皮马印第安人的生活方式比亚利桑那州的那一支更健康。亚利桑那州的皮马印第安人患肥胖症的比率与迈科瓦的皮马印第安人相比，男性高9倍，女性高两倍；糖尿病患者的比率则高4.5倍。很明显，亚利桑那州皮马印第安人选择的现代生活方式是造成这一问题的根源。

　　两个皮马印第安人部落的情况表明，脂肪的遗传性因素在起作用。几个世纪以来皮马印第安人不断面临饥荒的威胁，他们因进化而形成的"节俭基因"帮助他们渡过难关。然而现代社会食物充足，与其他种族相比，皮马印第安人体内的基因更容易引起肥胖症和糖尿病。

　　埃立克·拉武辛说："毫无疑问，这些皮马印第安人的体重、体脂和糖代谢水平在很大程度上由于环境的变化而发生变化。这是他们的基因和环境相互作用的结果。"

最终，皮马印第安人的 DNA 分析表明，他们的某些染色体上携带与肥胖相关的基因变异。由于遗传学的原因，皮马印第安人的身体会存储更多能量以抵御一场再也不会来临的饥荒。

我们不能改变基因，但科学家发现人们可以改变基因对健康的影响。正如皮马印第安人所做的那样，人们需要适应自己的遗传特点，用一些其他手段来控制体重。如果我们能够减掉储存的多余脂肪，至少可以摆脱有关肥胖的负罪感。

脂肪面前并非人人平等

克劳德·布沙尔博士在彭宁顿生物医学研究中心工作，他的一些研究表明基因对脂肪有影响。这是该领域最早开展的一批研究项目。他于 1977 年在得克萨斯大学奥斯汀分校获得博士学位，博士论文的主题是关于群体遗传学和体质人类学的研究。随后布沙尔博士回到故乡魁北克，在那里的拉瓦尔大学建起一个实验室做有关肥胖症的研究。布沙尔博士面色和善，头发卷曲，略微谢顶，戴着一副眼镜。他说："我们周围有一些超重和肥胖人士，他们的人数似乎在不断增长。我们的实验室在招募这样的家庭，有些志愿参与的家庭成员真的很胖。"这一发现引起布沙尔的极大兴趣，他的实验室不断扩张，吸引了很多与他一样对肥胖症好奇的研究人员。他回忆说："很快实验室就有多达 15 位工作人员从事肥胖症和运动生物学领域的工作。"

布沙尔和他的团队开展了两项基础研究，在人类基因组计划完成之前，他们的研究颠覆了从 1986 年到 1990 年间人们对遗传学和体重关系的理解。第一项研究表明，人们是否易于长胖以及身体储存脂肪的位置都受遗传学影响。他用法裔加拿大口音解释说："我当时正在寻找一种实验模型，希望它可以控制体重并真正检测遗传因素的不同能否左右体重。最终我终于想到一个基于同卵双胞胎的检测方法。同卵双胞胎的基因是相同的，但他们的饮食和运动量不同，通过比较这些与遗传因素无关的因素来研究遗传学与肥胖的关系。"

布沙尔招募了 12 对同卵双胞胎兄弟，在 84 天时间里让他们每天比正常饮食多摄入 4200 千焦热量。如他所料，这些年轻人的体重明显增加，平均增幅为 13%。布沙尔发现，双胞胎增加相同体重、体脂率和皮下脂肪量的概率是其他与他们没有血缘关系的人的 3 倍。内脏脂肪与遗传学的关系更为密切，同卵双胞胎增加相同的内脏脂肪量的概率是与他们没有血缘关系的受试者的 6 倍。换句话说，如果一对同卵双胞胎中的一位内脏脂肪量增加，那么他们中的另一位增加相同的内脏脂肪量的概率是与他们没有血缘关系的人的 6 倍。

在一次减肥实验中，布沙尔在一家研究机构中再次对男性同卵双胞胎分别进行隔离。首先他计算出这些同卵双胞胎为保持体重稳定每天到底需要摄入多少热量，然后他要求他们每天做 2 小时标准化运动，最后通过计算发现，在研究阶段他们每人有 221000 千焦热量亏空。

这些双胞胎通过运动使体重减轻，布沙尔测量了他们的体重、瘦体重和脂肪分布状况，发现运动中消耗的热量也与遗传因素有关。如果双胞胎中的一位在运动中消耗了 335 千焦热量，而对照组在同样运动量的情况下消耗了 420 千焦热量，那么双胞胎中的另一位很可能也会出现同样的新陈代谢问题。他说："这些发现再次表明，在热量摄入相同的情况下，人们能否通过运动成功减肥，其影响因素差不多一半是由遗传决定的。"

很多指标可以套用这一模式。布沙尔发现，很多身体指标与遗传相关，如静息代谢率、体脂量、体脂率、内脏脂肪量、血浆甘油三酯水平和胆固醇水平。

不过，布沙尔和他的同事安杰洛·特伦布莱发现有一个重要的指标与遗传无关，这是体重控制中一个非常重要的影响因素。他们发现当这些受试者进行剧烈运动时，遗传并没有发挥应有的作用。布沙尔所谓的"剧烈"运动是指新陈代谢速度比静息时提高 6 倍或 6 倍以上（个体以 6 ~ 10 千米 / 小时的速度跑步，以 19 ~ 26 千米 / 小时的速度骑行，或者做其他在几分钟内引起呼吸加快、促进排汗的运动）。结论很明确：即使人们的基因不同，一定程度的剧烈运动都会让身体减少脂肪。

20 世纪 80 年代至 90 年代，布沙尔的研究方向是通过观察家族成员的身体特征寻找脂肪的遗传特性。这是一项具有开创性的工作，在分析数据时很多变量会影响到结果，如性别、年龄、热量的摄入与消耗。人类实验只局限于同卵双胞胎。随着科学技术不断发展，检测基因的技术手段越来越多。举例来说，对于不同性别和年龄的人，凡是携带一种称为变异 FTO 基因的个体都更倾向于进食高热量食物，因此他们体内的脂肪也更多。携带这一变异基因的个体患肥胖症的风险是没有携带这一变异基因的个体的近两倍。

苏格兰邓迪大学的科林·帕尔默开展了一项关于 FTO 基因对人体影响的研究。他检查了近百名学龄儿童，看他们是否携带变异 FTO 基因。实验允许这些儿童在自助餐上自由选取各式水果、蔬菜，也可以选择薯条和巧克力这类高热量的食物。在对他们选择的食物进行分析后，帕尔默发现，携带变异 FTO 基因的儿童进食了更多的高热量食物。他说："他们进食的食物数量相同、质量相同，只是选择了高热量食物。"不出所料，与携带正常 FTO 基因的儿童相比，这些携带变异 FTO 基因的儿童体内的脂肪多了近 2 千克。

FTO 基因在大脑组织中的表达促使人们进食更多高热量食物。科学家们还发现它在脂肪组织中也有表达。哈佛医学院的研究员梅利娜·克劳斯尼策发现 FTO 基因的一个副本变异会导致脂肪细胞向白色脂肪细胞转化，而未变异的基因则会将其转化为米色脂肪。我们在本书第 1 章提到，在运动时米色脂肪可能被激活，转化为消耗能量的棕色脂肪。但携带变异 FTO 基因的个体只有很少的脂肪细胞转化为米色脂肪，更多的细胞转化成储存能量的白色脂肪细胞。因此，FTO基因突变的结果是个体渴望进食更多高热量食物，消耗的热量更少，储存的能量更多。这些因素组合在一起，使节食减肥的难度大大增加。

尽管携带变异FTO基因的个体患肥胖症的风险几乎是未携带变异副本者的近两倍，但帕尔默认为："携带变异FTO基因的个体并非注定是个胖子。他们仍然可以通过严格控制进食量来保持体重，尽管效果要比别人差一点。"

并不是所有因遗传因素引起的肥胖都是坏事，一些与遗传相关的肥胖可能是一种保护措施。

露丝·卢斯是纽约西奈山肥胖症遗传学和相关代谢特征研究项目的负责人。她的身材修长，有一头纤细的金色短发，脸形瘦削。她以前是位运动员，早期专注于健身方面的研究。因此，卢斯在比利时上大学时自然而然地选择了运动机能学和运动专业。

卢斯原来只想成为一名体育老师，比利时的免费教育系统让她获得了其他机会。她解释说："比利时的教育几乎可以算是免费的，可以在没有任何经济压力的情况下继续深造……我想攻读博士学位，但我真的不知道自己应该学什么专业。我的一位导师建议我：'去遗传学系吧。我们正在进行双胞胎研究，我们需要有人给双胞胎做体检，测量他们的身高、体重，评估他们的运动技巧。'这促使我成为一名人体测量学家，这些工作让我学习到人体测量技巧，学习测量人体的每一部分。"

卢斯分别于1993年和2001年获得比利时鲁汶大学的硕士学位和博士学位。此后，她申请到一笔研究基金，这笔基金要求她到美国的实验室进行研究。她知道克劳德·布沙尔博士，因为他写过一本有关人体活动与生长的书，这是卢斯攻读研究生时的教材。当时布沙尔在彭宁顿生物医学中心工作，她与布沙尔取得联系，很快在他的实验室中找到一份博士后研究工作。与布沙尔一起工作让卢斯对脂肪和代谢遗传学产生了兴趣，最终她在西奈山医院建立了自己的实验室。

当卢斯着手设计自己的研究项目时，她发现很多基因与 BMI 值过高相关联，但 BMI 值只是简单地通过个体的身高和体重计算出来的。卢斯认为BMI 值不能很准确地衡量一个人是否肥胖，因为它无法将脂肪质量和瘦组织质量（如肌肉）区分开来。换句话说，如果你是一位健美运动员，体内肌肉含量高，体脂率只有 7%，但你的 BMI 值高，很可能与一位肌肉含量比你低得多的肥胖者的 BMI 值相同。卢斯想了解哪一部分的 DNA 与肥胖有关，而不仅仅是体重。她的团队分析了 36626 个个体的基因数据，查看哪些基因与体脂相关。

卢斯从这项研究中发现，肥胖与 FTO 基因和 IRS-1 基因的变异显著相关。人们已经了解到 FTO 基因变异与体重超标相关，比如促使携带这一变异基因的孩子吃的高热量食物更多。但以前人们并不知道 IRS-1 基因与脂肪也有关系。卢斯与图奥马斯·基尔佩莱宁以及其他小组成员迅速将研究重点转至 IRS-1 基因，他们进行数据分析时发现了一个秘密。IRS-1 基因的一个变异导致男性的脂肪含量较低。起初他们觉得携带这一变异基因是一件幸运的事，但卢斯仔细分析数据后发现，尽管携带这一变异基因的男性的手臂、腿部、躯干的脂肪较少，但血液中的甘油三酯水平较高，而好胆固醇 [1] 水平较低，胰岛素抵抗情况加重，所有迹象都表明健康状况不佳。怎么会出现这种情况呢？他们比没有携带这一变异基因的人群更瘦，而瘦往往意味着身体更健康，而不是更糟。更让人费解的是，携带这一变异基因的女性却没有出现这种情况。

卢斯和她的研究小组进行了更深入的研究。也许这些代谢不良的数据与脂肪的分布有关。小组成员重新查看了实验人群的皮下脂肪和内脏脂肪数据，他们发现携带变异 IRS-1 基因的人群（称为变种 A）与携带正常 IRS-1

---

[1]　好胆固醇即高密度胆固醇。——译注

基因的人群相比，其脂肪含量中皮下脂肪所占比例较低，而内脏脂肪所占比例较高。换句话说，尽管他们的总体脂肪量较少，但他们的脂肪分布比例对健康不利。

携带另一种 IRS-1 变体（称为变种 B）的男性皮下脂肪含量较高。卢斯解释说："这种变异让人更加肥胖，但它可能改善 2 型糖尿病和心血管疾病，降低甘油三酯和低密度脂蛋白（LDL）水平，提升高密度脂蛋白（HDL）水平。"携带变种 B 的男性更胖，却更健康。

为什么 IRS-1 基因使人变得更胖，却同时可以免受疾病困扰呢？卢斯百思不得其解。

卢斯和她的研究小组在深入分析实验数据后得到了答案。IRS-1 包含一种蛋白质代码，这种蛋白质参与调节细胞的胰岛素敏感性。她发现 IRS-1 变种 A 与这种蛋白质在皮下脂肪和内脏脂肪的低表达相关。因此，这些部位的细胞对胰岛素不敏感，无法将葡萄糖和脂肪相互转化。这种情况大多发生在男性身上，女性身上比较少见。

此外，IRS-1 变种 A 抑制脂连素的合成，脂连素起蓄积脂肪的作用。携带变种 A 的男性体内脂连素水平低于正常值，因而脂肪无法在皮下储存。这些脂肪游离在血液中，可能蓄积于肝脏和胰腺部位，引起血脂异常升高（使甘油三酯和坏胆固醇[1]水平上升，好胆固醇水平降低），并产生胰岛素抵抗。

另一方面，那些 IRS-1 变种 B 合成更多的 IRS-1 蛋白和脂连素。脂连素的增加使更多的脂肪组织蓄积在皮下，也就是说他们有点胖。对这些男性来说，这些脂肪细胞能使葡萄糖和脂肪相互转化，保持身体健康。同时，它还能使血管内的甘油三酯、胆固醇和胰岛素保持较低的水平。

卢斯的发现非常重要，因为他们讨论了一种新的脂肪基因。其他基因变

---

[1] 坏胆固醇即低密度胆固醇。——译注

异（如 FTO 的基因变异或者瘦素的基因变异）与饮食过量或脂肪细胞的类型有关，但 IRS-1 是第一种与脂肪细胞生成相关的基因。若新的脂肪细胞合成后不能进行储存蓄积，人体就容易患上各种疾病。脂肪较少，看起来更健康，但这类变异基因的携带者更易患上糖尿病或其他疾病。

卢斯说："另一个基因变种可能使男性携带者有患上肥胖症的风险，但也可以让他免受 2 型糖尿病、心血管疾病的困扰，同时血脂的各项指标更健康。这就是我们所说的健康的肥胖症基因。携带这一变异基因的个体更肥胖，但他们的脂肪储存得更合理。这种基因变异还可以保护肝脏、肌肉，同时减少内脏脂肪的产生。这些脂肪保护了他们的健康。因此，这些'好'基因确实存在。"

基因很强大，但并非决定一切

在人类的 DNA 代码中发生一些微小的变化就可以改变代谢状况和脂肪分布情况，影响我们面对食物时的表现。对于某些人来说，多吃一点就会生成脂肪；对另一些人来说，食物在血液中无处可去，只能储存在其他位置。还有一些人（如皮马印第安人）的体重很容易增加，还有一部分人即使吃了大量食物都不会长胖。

人们可以接受一个测试看看体内是否有已知的与肥胖相关的基因变异。如果携带这种变异基因，是否注定一生肥胖呢？

好消息是，除非你存在非常罕见的、确实会导致肥胖的基因变异（如本书第 2 章提到的那个折磨蕾拉·马利克的基因变异），否则你的基因只是影响你是否肥胖的一个因素而已。生活方式的影响更为重要。在大多数情况下，每天摄入的食物数量和种类以及运动量的影响都比基因大。与脂肪相关的基因（如 FTO 基因）只是让人们在减肥时更难坚持，更难达成目标。

卢斯解释说："你可能携带肥胖症易感基因，但这并不意味着你注定肥胖。很多人认为肥胖是由易感基因引起的，他们觉得：'我携带肥胖易感基因，做什么都于事无补。'但我们的研究发现，即使一个人携带肥胖易感基因，但是只要适度运动或者保持健康的生活方式，肥胖症的遗传易感性将减少 30% ~ 40%。"

卢斯的研究表明，运动是对抗肥胖基因的关键。在一项研究中她和她的团队收集了 218000 位 FTO 基因携带者的数据，计算得出这些携带者患上肥胖症的概率比未携带这一基因的人高出 23%。然而，他们发现一些定期参加体育锻炼的受试者患上肥胖症的概率很低。由于经常运动，他们受 FTO 基因的影响减小了 27%，不过基因促进脂肪合成的作用仍然保留了 70%。对那些注定要与体重作斗争的人来说，运动的作用是减少肥胖症对他们的影响。

卢斯表示，一周内至少有 5 天每天坚持 30 分钟的运动，足以抵消 FTO 基因的影响。她说："不需要过分剧烈的运动，只要出汗即可。"也就是说，即使是种花除草、遛狗或者骑自行车这类运动都可以达到效果。

如果你携带肥胖易感基因，要做好与脂肪对抗的准备，你的体形很容易发胖。携带肥胖易感基因不是你的错，不要轻言放弃。学习奥运选手的自控力，远离高热量食物，每天坚持运动，命运就在你的掌握之中。毫无疑问，为了使体重保持较低水平，你需要比其他没有携带肥胖易感基因的人付出更多努力，正如卢斯所说："如果你携带肥胖易感基因，这无疑增加了控制体重的难度，但也不是完全做不到。"

第 8 章

我是女性，我有脂肪

玛莎·格雷是一位 28 岁的化学家，她在实验室中工作时与汤姆相识。玛莎是位学霸，说话直接，过去将很多追求者拒于门外。不过汤姆不同，他极度内向、不爱交际，与玛莎的性格互补。他俩非常登对，两个是内向与外向的完美结合。两人共事 6 个月后因互相欣赏而订婚，搬入同一间公寓，准备举行婚礼。

玛莎不瘦，她身高 1.68 米，黑色短发，戴着一副黑框眼镜。在十八九岁时，她已经超重约 11 千克。她认识到超重问题，决定将婚期推迟一年，让自己在这段时间减肥。她希望届时自己能像杂志上的新娘一样美。

作为家里唯一的孩子，父母对她宠爱有加，满足她一切小女生的心愿，送给她带花边的公主床单、玩具屋以及各式漂亮衣服。她爱把这些美丽的东西摆放整齐，将此当成对自己的奖励。当她和汤姆搬入新公寓时才发现与他一起生活是多么不同的经历。汤姆把衣服随手扔在床上，把袜子丢在房间的各个角落，洗浴用品也胡乱放在水槽旁边。作息习惯也不同。他习惯早上回邮件，8 点开始工作，晚上看看电视，睡前在床上看会儿书。他的饮食方式也与她不同，他吃得很多。

汤姆经常吃零食。他当时 30 岁，瘦高体型，身高 1.83 米。早晨起床时，他吃两碗麦片，上午10点左右吃零食，接着与实验室的同事一起吃午餐，一般他会点一份30厘米长的三明治。他会在下午3点钟左右喝杯咖啡，晚餐时又会吃掉一盘面食或者一盘肉配土豆。睡前他还会干掉一大份冰激凌。汤姆偶尔会去跑步，但没有形成习惯。玛莎认为他的运动量太少，为了保持体重，应该计算每天的食物摄取量。

玛莎想让自己一年后变身为美丽的新娘，她注意饮食，计算摄入的每一种食物的热量。不过她又想和未婚夫步调一致，晚上他们经常一起做一份大餐，睡前他们还喜欢一边聊天一边分享一份冰激凌。

幸福的家庭生活过了几个月，有一天玛莎发现原来的裤子穿不进去了，她这才发觉事态的严重性。她的体重增加了6千克。她不相信自己的眼睛，"我只是加了一餐冰激凌，而他吃得比我多3倍……他从来不去称体重，可他还是和高中时一样瘦……这不公平。"玛莎的进食量比汤姆少得多，但脂肪长到了她的臀部和大腿上。她要承受多吃一餐带来的恶果，汤姆却完全不受影响。现在离举行婚礼只有10个月了，她要在更短的时间里减掉更多的重量。

为什么女性比男性更易发胖

这是真的，生活是不公平的，脂肪也是不公平的。女性一直抱怨男性比她们吃得多但长不胖。我估计很多女性对这个现象愤愤不平。与以往一样，现代科学证明这一次女性也是对的。全世界每个大洲、每个种族、每种文化的女性都比男性储存更多的脂肪。单凭食物摄入量无法解释脂肪储存量的差异。不同性别从食物中摄取的脂肪比例大致相同，约为总摄入量的1/3，而在BMI值相同的情况下，男性摄入的热量要比女性多。两性在食物消化过程中也存在差异，主要原因是遗传因素、激素分泌和生化途径等方面存在差异，导致食物被（或不被）转化为脂肪。

脂肪的秘密：为什么减肥如此艰难

科学家已观察到人类出生时两性之间的差异。西班牙萨拉戈萨大学的研究人员跟踪了 4500 多名新生儿的脂肪数据，他们测量这些婴儿的身高、体重，并与他们的皮肤褶皱数据进行比对。所有的案例都证明，女婴的皮肤褶皱要比男婴更厚（即脂肪更多）。无论婴儿高矮胖瘦、出生日期早晚，脂肪量的主要关联数据就是性别。爱尔兰、法国、比利时和美国也做过类似的实验，得出的结论也是相同的。刚出生时女性就比男性胖，可能出生前也是如此。

从 10 岁开始这一差距进一步拉大。随着青春期启动，女孩的皮下脂肪比男孩增加得明显。到 17 岁时，女孩的脂肪总量比男孩多 44% ~ 93%。女孩在青春期每年脂肪增长 1 千克，而男孩每年只增长 0.2 千克，但男孩的体重更重，因为他们的瘦体重（即肌肉和骨骼重量）更重。

迈克尔·詹森博士是明尼苏达州罗切斯特市梅奥诊所的医生，几十年来他一直在研究两性脂肪储存的差异。他说："青春期时女孩实际在长胖，她们将脂肪重新分配，形成典型的女性脂肪分布状况。而男孩在青春期时皮下脂肪明显减少。"这意味着因性别不同而产生的体重差异使我们看起来更像"男性"或"女性"。

"美国国家健康和营养调查"（NHANES）是由美国疾病预防控制中心开展的一个调查项目。他们收集了 15912 位受试者的资料，调查结果表明各个种族（包括白种人、墨西哥裔美国人和非裔美国人）的女性都比男性能更有效地储存脂肪。研究表明，男性比女性多消耗 51% 的热量。可能的解释是男性的去脂体重（肌肉、骨骼等）比女性更重，因此需要更多的热量。但男性的平均去脂体重只比女性高 33%，所以，同样体重的男性比女性吃得更多，但并不增加重量。

为什么女性注定比男性更胖呢？答案还是这与激素和生物学有关。脂肪有明显的进化优势，脂肪的存在意味着天下太平、食物充足，女性有足够的营养启动青春期或完成生育过程。正如本书第 3 章提到的，体脂不够时可能无法启动月经和妊娠过程。

女性一旦月经来潮，脂肪水平会在每个周期有固定的波动频率。随着雌激素水平下降，孕激素水平上升，女性在月经周期的食欲和脂肪存储方式也发生变化。在后半个月经周期，女性的雌激素水平下降，她们渴望进食脂肪和碳水化合物。孕激素水平也在此时达到高峰，促使血液中的甘油三酯存储至脂肪组织。科学家相信，血液中缺乏甘油三酯会导致女性进食更多的油脂食物。月复一月，女性渴望进食更多，逐渐变得肥胖。女性能够减肥是一个奇迹。

女性怀孕时身体需要更多的脂肪。即使孕妇摄取的热量不变或者更少，他们的体重依然会增加。孕妇即使营养不良，也会增加总计 2.3 ~ 5.9 千克的脂肪。这些增加的体重并非由新陈代谢减慢造成，而是因为怀孕期间能量消耗增加，其中一个解释与我们的朋友——肠道菌群有关。

康奈尔大学的莱伊·露丝和她的研究小组将孕妇的肠道菌群植入无菌小鼠体内（见第 6 章），结果发现从妊娠晚期的孕妇体内移植菌群的小鼠比从妊娠早期孕妇体内移植菌群的小鼠更肥。研究人员发现，在妊娠期间孕妇体内的微生物菌群发生了复杂的变化。这也可以解释孕妇体重增加的部分原因——怀孕期间的肠道菌群增强了消化食物的能力。

尽管孕妇体重增加，但值得庆幸的是，产后妈妈们的部分脂肪会转换成母乳喂给新生儿。事实上，很多女性因产后喂母乳而快速减肥。母乳对新生儿非常重要，产后妈妈们将体内的脂肪转化为母乳，这也证明了女性脂肪的生物学意义：人类的生存和繁衍与脂肪息息相关。

女性比男性储存更多脂肪的另一个原因在于营养再分配原理。营养再分配是指身体将部分热量转化为脂肪，将剩下的热量转化为其他形式的能量（如直接可用的能量或糖原）进行储备（见第 1 章）。每一个个体因体质不同，将摄入的热量转化为脂肪的比例也不同。针对某一个个体来说，其转化比例基本保持不变。

正如第 1 章提到的，与银行取款类似，营养再分配过程就像每周领 100 美元薪水，其中 20 美元自动转移至其他储蓄账户（如 401K 养老金储蓄账户）。

如果剩下的 80 美元现金不够支付生活费，你必须开拓新的收入来源，无论如何那 20 美元都要存入 401K 账户。身体也与此类似，它会将部分热量转化成脂肪，如果没有摄入足够的热量，你会想吃更多的食物。科学家们还没有找到一种方法可以显著改变营养再分配过程，也就是说当我们想要减小食量时，人体生物学机制可能使我们的食欲增强。

迈克尔·詹森解释说："当热量摄入过多时，女性和男性的身体反应是不同的。女性在营养分配方面看起来比男性做得更好，她们可以将血液中更多的脂肪酸转化为皮下脂肪。"

男性也会将摄入的热量转化为脂肪，但转化的脂肪比女性少。仅仅由于这个原因，女性就会比男性每年多增加一些体重。安东尼·欧沙文是澳大利亚新南威尔士大学圣乔治与萨瑟兰医学院的内分泌科主任，他一直在研究两性脂肪存储的差异。他说："你真的只需要将脂肪代谢效率提高 1 到 2 个百分点。身体每天摄入和代谢大量脂肪，这些脂肪大部分都被消耗掉。因此，我们仅提高一点点脂肪代谢效率就会增加体脂。"显然，女性就属于这一范畴。女性的脂肪代谢效率高于男性，这对女性来说是永远的折磨。

然而，不同的女性之间也存在不平等现象。例如，BMI 值相同的亚洲女性的脂肪比白人女性更多，非裔美国女性的内脏脂肪比白人女性少，而皮下脂肪比白人女性多。研究发现，这可能是因为进食高脂食物后，在新陈代谢过程中白人女性比非裔美国女性更易将热量转化为脂肪。因此，种族与性别都是脂肪的影响因素。

禁食和运动——短期优势

尽管女性比男性更容易储存脂肪，但需要能量时女性也更容易消耗脂肪。迈克尔·詹森检测了经历一晚禁食的受试者血液中的游离脂肪酸水平。

他发现为了满足身体对能量的需求，女性比男性多释放 40% 的脂肪酸进入血液，但女性在清醒后也能将这些脂肪酸更快地储存于脂肪组织中。事实上，女性的每个单位脂肪组织可以比男性多储存 2 ~ 3 倍的脂肪。因此，尽管在身体需要能量时女性更容易消耗脂肪，但她们也可以更快地将血液中的脂肪酸合成脂肪。

在长时间运动时，女性比男性消耗的脂肪更多。这表明女性的身体更容易在运动中消耗脂肪，而男性则消耗更多的碳水化合物和蛋白质。研究发现，如果给予男性雌激素，则会出现相反的情况：运动中他们的碳水化合物和蛋白质代谢减缓，脂肪代谢加快。

这是个好消息吧？不完全是。女性在跑步机上跑步时，她们应该知道大自然为保留脂肪还设置了一道障碍。运动后女性比男性吃得更多。詹森说："男性和女性在运动时的反应是截然不同的。男性在运动时额外补充能量方面表现得不好，而女性的总体表现都相当不错。如果食物充足的话，女性会比男性补充得更多（吃得更多）。"他称这种现象为"基本的内置反应"。

生物学的解释是热量过度补偿机理。来自马萨诸塞大学阿默斯特校区的研究人员对一群超重、几乎久坐不动的男性和女性分别进行了测试。他们设计了为期 4 天的运动计划，检测他们的血液成分的变化，尤其是胃促生长素水平的变化，饥饿感会促进胃促生长素分泌。他们发现男性的胃促生长素水平在运动后变化不明显，而女性的这一激素水平上升了 1/3。当研究人员让这些女性在运动后进食更多的食物后，她们的胃促生长素水平依然比运动前高 25%。

约瑟夫·多奈利博士在堪萨斯大学研究肥胖症和运动的关系。他说："在运动消耗能量时女性会吃得更多，男性则不会。我们的实验表明，男女都消耗 1700 千焦热量时食量没有什么变化。当消耗 2500 千焦热量时，女性明显吃得更多，而男性的食量没有明显变化。当热量消耗达到一定水平时，女性就会多吃以补充消耗的热量。"多奈利博士的研究结论和我们的直觉相反：女性通过运动消耗 1700 千焦以上的热量时，所得的回报要比预期低，因为食欲增强了。

女性在运动时还有一项指标与男性的表现不同，即运动的有效率。安东尼·欧沙文说："有数据表明，女性在运动时比男性消耗更多的脂肪。这听起来似乎有助于女性在运动中减去脂肪，但结果恰恰与此相反。如果女性和男性同样运动 1 小时，在这 1 小时里女性确实比男性消耗更多的脂肪。但在其余 23 小时，女性消耗的脂肪却相应地比男性更少。"詹森解释说，男性的肌肉等组织消耗脂肪的能力更强，"标准体重的女性体脂率大约为 30%，而同样体重、年龄的男性的体脂率只有 15%。因此，这意味着即使男性什么也不做，他们消耗的脂肪也比女性多"。

因此，女性受两个因素影响：运动后她们的胃口更好，脂肪存储能力更强。欧沙文说："不能只看运动那一个小时的减肥效果。"女性体脂水平高，而且她们在运动中消耗这些脂肪，"然而一旦运动结束，她们又会迅速恢复，以更有效的方式……储存脂肪。换句话说，女性在运动后会不自觉地吃更多的食物，而这些食物也会更迅速地转化为脂肪"。因此，女性通过运动减少的脂肪可能比预想的要少。

这个发现真令人抓狂！

高效的脂肪存储对女性来说有好的一面。詹森解释说："好处是女性的这种脂肪分配可以使血脂保持在一个较低的水平，因此女性因高血脂而患上心血管疾病的风险低。这对健康有利。对男性的忠告是，也许年轻时你不会胖，但随着年龄增长，体重增加，即使你和太太的体重一样，你的健康状况也可能远不如你的太太，因为她的脂肪组织对健康比你更有利。"

因此，实际上女性的脂肪使她们可以活得更长。这最后一点是对女性的利好消息！

性别和脂肪分布

性别不仅影响我们有多少脂肪，还影响脂肪的分布。睾酮和雌激素通过血液循环，最后到达脂肪组织。当激素水平随着年龄、怀孕、运动或其他生命活动发生改变时，脂肪会随着这些激素水平的变化而改变自身，并相应地转移到身体的其他部位。

与女性们预想的一样，雌激素将脂肪优先分配至大腿和臀部，形成下半身肥胖的梨形身材。而睾酮则将脂肪分配至腹部，塑造了男性典型的啤酒肚。身体与激素的相互作用受遗传学的影响，最终决定了脂肪储存的位置。

性激素对脂肪的影响是如此强大，当给予男性雌激素时，正如那些跨性别者一样，即使他们摄入的热量与以前一样，他们的总体重也会增加。他们不仅仅增加脂肪，而且脂肪增加的部位也与以前不同，他们增加的部位与女性相同——大腿和臀部。女性受试者也出现类似的现象：女性变为男性的变性人服用雄激素（男性激素）后，他们的臀部、大腿的脂肪减少，与以前不同的是，腹部脂肪增加。即使激素出现微小的变化都可能对脂肪产生显著的影响。

女性再一次对这个事实稍感安慰。男性在腹部形成的内脏脂肪比女性在臀部和大腿形成的皮下脂肪更不健康。在胃壁下的脂肪可能包裹肝脏、消化道和其他消化器官，阻碍其发挥正常功能，同时还易引起炎症。而女性的脂肪储存在皮下，最多只会让她们长胖。

随着女性年龄增长，雌激素水平下降，你可能认为她们终于可以喘口气，不会再因激素水平而长胖，但你错了。女性在更年期会变得更胖，而且还会形成"男性肥胖"。她们的腹部变得更大，形成更不健康的内脏脂肪。她们的体型变成梨形和苹果形的综合体，这听起来似乎不可能，但其实就是这样。

一项研究表明，绝经后女性体内的皮下脂肪比未经历更年期的女性多 49%。女性的脂肪存储机制在绝经后发挥更有效的作用，即脂肪消耗得更少，储存得更多。部分原因是绝经后要依赖脂肪组织产生雌激素，这也许可以解释身体提高脂肪存储率的原因。随着男性年龄增长，他们的脂肪分布也会出现变化，多余的脂肪不仅存在于腹部，也分布于后背和颈背。

颈部脂肪！至少这听起来公平一点。

鉴于以上所有分析，不难看出女性减肥比男性更难。女性吃得更少，却得到比同体重男性更多的脂肪。为了减少同样体重，女性必须比男性摄入更少的热量。对那些减肥多年的女性来说，这不是什么新鲜事，看看她们周围的男性都在大吃大喝就知道了。

怎么变得像男性一样苗条

当然，并非所有女性都愿意接受体形易胖的命运。有些女性（如雪莉·温斯洛）愿意采取一些极端的方法。雪莉体形匀称、美丽健康。她的脸型瘦削，披着一头及肩的金发。从 30 岁至 40 岁，她参加各项健美比赛。女性的平均体脂率为 25% ~ 31%。雪莉训练时的体脂在 15% 左右，她是怎么做到的呢？

在职业生涯的巅峰时期，雪莉每天大约训练 3 小时，每周训练 6 天，每周花费 200 美元请一位教练监督她严苛的训练内容。她于每周一、三、五早上 5：30 和周二、四、六的晚上进行训练，这样可以不妨碍她的日常工作。她每天的训练内容包括 1 小时高强度心肺训练和 90 分钟密集的负重训练（腹背部训练、卷腹、深蹲、仰卧推举、肩部和腿部推举）。她的教练要求严格，她会忍耐坚持直到肌肉酸痛练不下去为止。每次训练她都汗流浃背、疲惫不堪。不过，慢慢看到一块块突起的肌肉，线条清晰可见，她又觉得一切付出都是值得的。

雪莉要将体脂率降到一个非常低的水平，使比赛的评委能清楚地看到她的肌肉。同时，她还要让肌肉重量显著增加。不断增长的肌肉需要足够的营养，但又不能有太多热量，她要消耗体内的脂肪。她生活的一个重要内容是进行饮食规划。

经过几小时的健康训练，再完成日常工作之后，雪莉还要购物、煮饭。通常她会用鱼片或瘦肉做主菜，配上糙米饭和水煮蔬菜，然后将它们分成5份作为第二天的食物，每次用餐的间隔时间也是相同的。每份食物刚刚可以吃饱，又不会摄入过多热量而转化为脂肪。自己煮饭可以让她控制食物的"纯净性"，也就是说既没有过多的油脂，也没有用多余的调味料或者外面卖的熟食中所放的添加剂。她的瘦身饮食法还添加了营养补充剂、蛋白质奶昔和各类维生素，保证有身体所需的一切营养和微量元素。这种饮食法需要付出大量努力，但回家照镜子看到新的肌肉线条显现出来时，她觉得一切努力都是值得的。

经过一年的强化培训，雪莉的体脂率达到14%，可以参加比赛了。为了表现肌肉的美感，她买了美黑喷雾、闪亮的比基尼、11厘米的高跟鞋和身体油在比赛时使用。在舞台上她紧张得浑身发抖，即使穿上比基尼面对观众也无法克服紧张的心理。不过，当比赛进行到一半时，她一边做着各种造型，一边感到兴奋。她说："站在舞台上那一刻感觉真好，因为曾经那么努力地付出过。我只需面露微笑摆出造型就可以了，剩下的都交给评委。"雪莉赢得了那次比赛的胜利，获得了参加总决赛的资格。她说："我感受到巨大的成功喜悦，就像完成了一项艰难的任务！"

雪莉现在不再参加健美比赛，目前是圣地亚哥的私人教练和营养师。她一般不把自己的训练计划推荐给客人，而是根据他们的生活和身体状况量身定制体重控制计划。雪莉说："重要的是设定一个切实可行的目标，有些体质的人更易减肥。你应该了解你是哪种体质，根据体质设立目标，并制订相应的训练计划。"雪莉承认女性体脂率降到14%需要刻苦努力、全力以赴才能达到，几乎没有什么空闲时间做其他事情。值得庆幸的是，她并不要求她的女性客户达到这一目标！

他说与她说

女性的脂肪比男性多，这是大自然的设计，但它是否表示女性都会超重？答案是否定的。不过，这一设计意味着相同体重的女性与男性摄入的热量之比可能不是 1：1，甚至不是 1：2。尽管饮食和运动所产生的减肥效果没有男性那么立竿见影，但理解两性在这方面的不同有助于女性坚持饮食控制，坚定信心。

男性和女性除了存在生理差异，心理差异也是很重要的考虑因素。许多人都对两性对待减肥问题的态度差异深有体会。雪莉·温斯洛说："男性客户减肥的欲望更强烈。他们不是与朋友打赌，就是将减肥看成一场比赛。他们来我这里大多是因为想在运动中表现得更好，或者在某些方面赢得胜利。女性每天要面临很多挑战。很多女性客户要照顾家人、打理家务，总是把家人的需求放在自己的需求之前。她们每天围着灶台转，做孩子们喜欢吃的食物，陪孩子们吃饭，连购物都是挑家里人爱吃的食物买。女性要对自己好一点，给自己留一点时间和空间。"女性要保持体形就得自私一点。

温斯洛还注意到一个根本区别在于，女性不肯原谅自己犯的错误。她说："如果女性犯下一个错误，在节食过程中破戒，这会导致她们松懈下来，继续犯一个又一个错误。破戒一次，她们就可能放弃整个计划，停止节食。男性客户则不同，他们即使前一晚喝了一瓶啤酒，转头想想'那有怎样，不就是一瓶啤酒嘛'，然后又回到减肥项目中来。"雪莉为此在她的教学中增加了咨询和劝说环节，鼓励女性继续回来训练。

事实上，研究表明 45 岁以上女性长期减肥的一个最大失误是二分法思维，即认为所有事情非黑即白、非此即彼，而不是感知事物的多种维度。比如，她们会想："如果这门课拿不到 A，我就挂了。"节食的人也有类似的想法，比如她们会想："我破戒了，吃了一个冰激凌。我节食失败了，看不到再继续下去的必要。"她们不会这么想："不就是个冰激凌嘛，我继续节食就行了。"

带有二分思维的人对自己不太满意，认为减肥的效果不理想。这种消极情绪只会加大节食的难度，使减肥计划在执行初期就面临失败的风险。研究发现女性比较容易出现这种心态，体重在开始减轻没多久就会出现反弹。这种心态不仅对体重控制不利，还会导致抑郁、饮食失调和抗压能力差。

迈克尔·詹森说："我在临床实践中观察到，接受女性的咨询或与她们一起讨论食物问题时，她们更多地表现出来的是个人情感问题，这与男性有很大不同。对男性来说，吃得太多只是饮食问题。他们会说：'医生，那顿饭味道不错，所以我多吃了点。'但是，对女性来说，享受食物的过程还与舒适度、减缓压力等食物以外的事情相关，这与绝大部分男性的表现都不相同。"为了处理这类问题，詹森专门请来行为学专家为女性讲解认知重组理论，帮助女性在食物之外找到释放压力的方法。詹森说："行为治疗对女性非常重要，而对男性来说并非必要。我推荐给女性客户们一些相当不错的行为治疗专家，他们会提供独特的方法帮助她们不再以食物作为减压工具。采用这些方法可以迅速见到成效。"

制定一个有意义的目标还可以决定女性能否减肥成功。这不是说让你可以穿上高中时的比基尼，这既不现实也没必要。利贝尔和罗森鲍姆的研究表明（参见第 5 章），我们的身体随着年龄增长而不断变化，一旦体重增加，脂肪代谢可能永久地改变。每次选择一个小目标，更容易实现，也离成功更近，女性受到鼓舞后更容易坚持减肥。

选择一个真正有意义的目标也很重要。雪莉·温斯洛说："许多女性告诉我'我是为丈夫而减肥'或者'我减肥后与朋友们一起看起来更漂亮'。女性要为自己而活。如果你的目标是'我必须这样做，不然我就死了'，那么你更容易坚定信念达成目标。"确实，正如本书第 2 部分所述，为了保持健康而减肥，这是节食能够坚持下去的最强劲的动力之一。

唉，女性应该让自己休息一下。詹森说："我总是听女性患者说：'我和我的丈夫都在节食。他减了不到 10 千克，我减了不到 5 千克。这是怎么回事呢？'，"詹森鼓励她们制定一个容易实现的目标，他说："女性的脂肪对健康更有利。换句话说，女性在清除血管脂肪方面比男性表现得更好。如果你不是特别重，一般的观点是 BMI 值应该在 22 左右，但如果你的 BMI 值是 26，可能你并不需要为减肥而全力以赴。健康才是重中之重。"

婚礼和超越

在玛莎准备婚礼的这一年，她努力让自己少吃多运动，但腰部赘肉还是没有减下去。看起来不管她怎么努力，即使只是偶尔在睡前多吃一份冰激凌都会令体重反弹。经过一年的努力，她的体重只减了 2 千克。她灰心丧气，只好准备了一件比原来预想的大两个码数的婚纱在婚礼上穿。汤姆在礼坛边迎接她。他看到的就是她本来的样子，也喜欢她这个样子。对他来说，体重从来都不是问题。结婚 15 年之后，终于轮到玛莎笑了。曾经苗条的汤姆现在也有了啤酒肚，脖子也开始长肉了。

第 9 章
脂肪会聆听

　　阿丽亚娜·格林 45 岁，是美国旧金山的一位雄心勃勃的房地产经纪人。她新入行，要开发客户、树立口碑，这意味着一周要工作 7 天。为了开拓新事业，她做了充足的准备。随着时间推移，她的业务渐渐有了起色。阿丽亚娜是个美女，她身高 1.78 米，一头金发，蓝色的眼睛，高高的颧骨。她的母亲是个时装模特，阿丽亚娜继承了母亲的美貌，美女当然是有优势的。

　　阿丽亚娜在 40 多岁时开始长胖。她以为是新工作压力大、四处奔波、饮食不定造成的。后来她因为膝盖受伤休息了一段时间。过去她的体重很快就能降下来，然而这次不同了。现在脂肪不知道从什么地方冒了出来，而且似乎决定留下来不走了。她的衣服变得不合身了，得去重新换个更大的码数，而 6 个月之后这种情形再次发生。她的体重以前没有增长得这么快，她感到沮丧，而且困惑。50 岁时发生的一件事让她感到震惊，阿丽亚娜看到了一张自己在坎昆 [1] 度假时的快照。

　　她说："我绝对有肥胖症，但真没想到自己这么胖了。"

　　在另一片大陆，迈克·汉森的身体出现同样的状况。他 48 岁，是悉尼

---

[1]　坎昆是墨西哥著名的国际旅游城市。

的一位软件工程师。他的工作强度大，需要经常出差，从澳大利亚飞到美国加州，或者飞到中国。迈克早已习惯忙碌的工作。多年来他在与硅谷工程师的竞争中表现出色。人到中年，情况似乎有点不一样了。他的腰肥硕滚圆，像套了个轮胎，让他时常感到乏力。高强度的工作让他疲于应付，更糟糕的是，50岁时妻子离开了他。那段时间他承受了巨大的压力，已经到了可以忍受的极限。突然他患上了抑郁症，身体的其他部位也开始肥胖。

迈克和阿丽亚娜做错了什么？他们忽视了身体衰老的事实。随着年龄增大，激素水平下降，面临的压力不同，身体也发生了变化。让人灰心的是，随着年龄的增长，体内更容易堆积脂肪，减肥也更难。最糟糕的是，脂肪出现在奇怪的部位，在这之前脂肪并不会堆积在这些部位。

不同的年龄，不同的脂肪

脂肪在不同年龄段负有不同的责任，越年轻脂肪对健康越有利。婴儿时大部分脂肪是棕色脂肪，它消耗热量，帮助维持体温。在婴儿离开母体进入一个不确定的世界时，脂肪的主要功能是维持体温恒定、保证生命安全。人类在婴儿期的棕色脂肪比例是最高的。当婴儿摔倒或撞伤时，这种婴儿肥还可以起缓冲作用。随着婴儿长大进入幼年期，棕色脂肪的比例降低，白色脂肪的比例逐渐增大。

十几岁时脂肪再次改变功能，在青春期发育中起重要作用。它通知大脑身体已为繁殖后代做好准备，从而有助于青春期的发动。如果体脂水平不达标，青春期发育就会延迟。正如本书第3章所述，脂肪调控女孩月经周期的一个方式就是分泌瘦素，瘦素在维持女孩月经周期中发挥作用。脂肪调控月经周期的另一种方式是分泌雌激素，它在生长发育过程中也起重要作用。当女性准备生育时，她们体内的脂肪比男性更多。

女性到达生育年龄时婴儿肥再次出现。脂肪和它所产生的雌激素是女性怀孕的两个必要条件。女性的脂肪含量必须达到一定值，既不能太多也不能太少。在怀孕期间脂肪量继续增加，部分脂肪将在哺乳期用于分泌乳汁。哺乳期女性体内的脂肪用来哺育下一代。

到这一阶段为止，女性的脂肪看起来都算正常。然后我们步入中年后，一切又发生了变化。接近40岁时，以前体内正常分泌的3种性激素（雌激素、睾酮和孕酮）的水平开始降低。而且，不巧的是体内脂肪也突然成了麻烦事。过去脂肪存在的部位看起来还不错，但如今它转移到以前没有脂肪的部位。男性的脂肪堆积在腹部、下背部和颈后部，女性的脂肪则堆积在腹部、大腿、臀部和乳房。

随着年纪越来越大，脂肪量达到一生中的峰值。50岁到60岁之间通常是我们一生中体重最重的时期，也是减肥最困难的时期。许多从小就身材苗条的人在这时突然出现体重问题，需要控制体重。他们问："到底发生了什么呢？"

脂肪会聆听

我们知道脂肪会与身体对话（见本书第2章）。它派出信使，通过化学物质（如瘦素）将信号传输到大脑、骨骼和生殖系统。脂肪除了会与身体对话，它还会聆听。脂肪的这一非同寻常的能力很早就被研究人员发现，比发现脂肪的对话能力还早几十年。

1969年美国国家卫生研究院的佩德罗·夸特雷卡萨斯博士开展了一项实验，他将脂肪细胞和胰岛素结合后发现胰岛素使脂肪细胞的行为发生了改变。当胰岛素存在时，脂肪细胞将更多的葡萄糖转化为脂肪。

为了解为什么胰岛素会使脂肪做出这样的反应，夸特雷卡萨斯博士多次修正了实验。经过一番研究后，他认定脂肪细胞表面存在一些受体，这些受体只与胰岛素结合。一旦胰岛素与受体结合，脂肪细胞的行为就会发生改变，合成更多的脂肪。这些受体就像细胞表面的"耳朵"，收集身体传来的信息。脂肪与身体之间的交流通过一条双向通道进行，这些受体就是这条通道的一部分。脂肪对身体"说话"是通过分泌瘦素或脂连素等激素（参见第2章和第4章）进行的，而身体对脂肪"说话"则是将激素运送到脂肪。脂肪细胞的胰岛素受体是脂肪的"耳朵"，它们在细胞表面"聆听"胰岛素（来自胰腺）的"信号"并发送指令给脂肪细胞，让它们吸收葡萄糖合成更多的脂肪。

不久，其他受体也被科学家们发现。密苏里大学医学院的托马斯·伯恩斯博士和他的研究团队发现，脂肪组织中还分布着一类能与肾上腺素结合的受体，它们的作用是向脂肪细胞传递消息，分解脂肪并将其转化为能量。如果你见到一只熊，肾上腺素会通知脂肪："不要再囤积能量了！马上利用脂肪！跑！"脂肪听到这一信号后开始释放游离脂肪酸作为能量供身体使用。

几十年来科学家们陆续在脂肪组织中发现了在体内起重要作用的激素受体，这些激素包括甲状腺激素、生长激素、雌激素、睾酮和孕酮。所有这些激素都向脂肪传递信息，指示何时该分解或合成脂肪。

当我们年轻时，这些激素的分泌量足够多。它们的作用是促进组织生长，触发生殖系统启动，加快能量代谢和新陈代谢，使年轻人更快减轻体重并保持体重稳定。但当我们步入中年后，生殖系统不需要再触发启动。从生物学角度来说，它们的使用期限已经被延长了。此时以上提到的大部分激素的分泌量会下降，这意味着传递到脂肪的分解指令效力大打折扣。由于身体通过激素的信息传导途径消耗的脂肪量减少，我们不可避免地会发胖。

另一种激素——皮质醇的分泌量随着压力和年龄的增加而增加。皮质醇由肾上腺分泌，人体在面对压力时会分泌皮质醇做出应答，它一般与腹部脂肪较多有关。所有这些激素的变化共同作用，使人更易长胖。这样的事情在我们眼前发生，即便人们吃得不比年轻时多，还是更容易长脂肪。

当女性快到更年期时，往往会出现体重增加现象。这个阶段她们的激素水平明显下降，卵巢功能减退，雌激素、孕激素和睾酮分泌量减少。雌激素水平下降导致食量增加，脂肪消耗减少，脂肪堆积的位置也转移到腹部，更不要提面色潮红、精力不济等其他症状了。此外，由于卵巢分泌的雌激素量减少，身体开始依靠脂肪合成雌激素。脂肪是绝经后女性雌激素的主要来源。科学家们猜测，这种依赖性是绝经后女性比男性更难减肥的原因之一。

另外，孕酮水平也明显下降，从而改变了黄体酮和雌激素的比例，出现一种称为"雌激素占优"的疾病。它的症状为烦躁、抑郁、睡眠质量差、水潴留、食欲增强和爱吃甜食。这与经前综合征的症状类似，不同的是它会持续多年。

睾酮是一种对男女都非常重要的激素，这一阶段它的分泌量也减少了，这使瘦体重减小、能量代谢放缓，最终导致新陈代谢减慢。尽管我们倾向于将睾酮视为男性激素，但在一个月的大部分时间里女性体内的睾酮水平都高于雌激素，当然围绝经期和绝经多年以后也是如此。

信号放大

阿丽亚娜·格林经历了中年激素水平变化，那段时间她的脂肪量迅速增加。她回忆说："我这一生中大部分时间都很苗条，体重可能上下浮动 5 ~ 7 千克，也有断断续续的节食过程，但这都没什么。可是突然间，我的体重开始迅速增加。"

阿丽亚娜体重增长的部分原因在于工作时间长和运动少。当激素水平改变时，这些生活方式产生的效果被放大了，两种因素叠加在一起产生了巨大的影响力。阿丽亚娜说："当我 50 岁时，我的体重突然增加，还遇到了很多情绪问题。我无法理解我到底发生了什么事。"

阿丽亚娜不知道怎么办，她只能艰难地继续生活，默默地忍受身体的奇怪变化。她以为她骗过了自己。然而当她看到自己穿着泳衣的照片时，那个决定命运的时刻就到来了。

过去几年，阿丽亚娜的体重已经增加了 50 千克以上，现在体重高达 143 千克。通过各种节食方法，她能减掉 7 ~ 10 千克，但体重又会慢慢反弹。在看到自己的泳装照后，阿丽亚娜认识到她必须做出不同于以往的决定。她曾经是一位美丽的女性，此刻她才意识到自己的生活方式有多糟糕。

不过，她不确认自己除了再开始一场注定要失败的节食外还有什么可做的。后来一位朋友问她是否愿意考虑使用生物同质性激素，这些激素是按照我们体内的激素人工合成的。这种方法听起来有点极端，不过对阿丽亚娜来说只能放手一搏了。

医生给她做了测试。阿丽亚娜回忆道："医生说我体内的激素水平非常低，它们几乎完全消失了。我出现的诸如体重增加、情绪困扰、悲伤哭泣、意识模糊、筋疲力尽等症状也就容易理解了。"她努力摆脱这些症状，她说："我已经到了精神不正常的地步。"

她意识到减肥是一个很大的挑战。控制体重没有一劳永逸的办法，肥胖症是一种需要每天关注的慢性疾病。阿丽亚娜说："这位医生告诉我余生都要注意控制体重、防止肥胖，第一次有人跟我说这样的话，我真是大开眼界。"

阿丽亚娜决定尝试激素替代疗法（HRT），她第一次使用人绒毛膜促性腺激素（HCG）。它是由胎盘分泌的一种激素，已知它具有抑制食欲、将脂肪转移到对身体更有益的部位等作用。接受替代疗法治疗后，她的体重开始迅速减轻，一个月大概减掉 5 ~ 7 千克。她很快又尝试其他激素（如甲状腺素、孕酮、睾酮、生长激素促分泌剂和雌激素等）替代疗法。她的医生们设计了一整套方案，使她的激素恢复到几年前的水平。

整套治疗帮助她抑制食欲，提高新陈代谢水平，稳定情绪，还将她的饮食和运动调整到最佳状态。她减掉了 45 千克，可见激素的作用有多强大！在一次采访中，她说："我现在离目标还差 13 千克。我不会一直采用激素替代疗法，但至少目前它是有效的。"

有些更年期女性认为可以通过吃药缓解痛苦，她们尝试服用避孕药来对抗激素水平降低带来的问题。安东尼·欧沙文在圣乔治与萨瑟兰医学院研究新陈代谢问题，他做实验比较了两种雌激素给予疗法的不同疗效，一种是经皮补充雌激素（贴一种药膏透过皮肤释放雌激素），另一种是口服雌激素药片。他发现口服药物的女性堆积的脂肪比贴药膏的女性更多。实验发现口服药物的女性餐后脂肪氧化率更低，在研究结束时体重增加了 2 千克。这表明口服的雌激素药物被肠道吸收，经肝脏代谢进入血液循环。身体对此做出应答，一种称为性激素结合球蛋白（SHBG）的蛋白质在血液中吸收多余的雌激素，同时也吸收睾酮，使这两种激素水平均下降，最终导致脂肪量进一步增加。

不只是女性能感受到激素的影响。正如前文所述，男女都会分泌睾酮和雌激素，区别在于男性分泌的睾酮比女性多得多。睾酮对体重管理来说非常重要，因为它有助于肌肉生长，使肌肉重量保持稳定。它还有燃烧脂肪和增加体能的作用。当睾酮分泌量随着年龄的增长而减少时，瘦体重和肌肉张力也随之减小，此时男性易疲倦，而且腹部脂肪增加。因为肌肉消耗的热量比脂肪更多，当瘦体重和肌肉张力减小时新陈代谢进一步减缓，这是一个脂肪生成脂肪的恶性循环。一旦进入这一循环，要摆脱它就需要付出巨大的努力。

迈克·汉森第一次经历睾酮循环。像阿丽亚娜·格林一样，随着年龄和压力的增加，迈克的体重迅速增加。同时，他的睾酮水平相应下降，使他变得更胖。迈克认识到这对他很不利。他回忆说："我在服用传统的抗抑郁药，这感觉太糟糕了。吃药让我的体重增加、倦怠，而且不开心。"他认为吃个快餐店的汉堡和薯条比做一顿健康的晚餐容易得多，而且每天也不怎么运动。他意识到自己必须做些改变，但缺乏跳出泥潭的勇气。

一位朋友建议迈克进行激素水平检查，一位专家检查后建议他调整激素水平。迈克开始使用睾酮促分泌剂和雌激素拮抗剂。他说："做这个决定的主要原因是我现在 50 岁，而孩子们都还小。为了他们，我也要活到 70 多岁。"在接受激素治疗 8 周后，迈克发现有效果。他说："我看待事情的态度改变了，专注力也提高了。我可以集中精神做事，感觉神清气爽、精力充沛。"睾酮的分泌量增加使他精力倍增。他不再边看电视边吃快餐，而是选择做运动，下班后准备一顿健康的晚餐。迈克说："这是一个良性循环。我一周参加 4 ~ 5 次瑜伽课程，开始每天做简单的健身操。我确实更注意健康饮食。"开始接受激素治疗后，迈克经过 18 个月的努力，体重从最高时的 92 千克减到了 72 千克。他不再服用抗抑郁药，整个人感觉好多了。

迈克经过激素治疗后还有个令人惊喜的变化，就是他学会了理解女性。他说："当我服用睾酮促分泌剂时，我想：'哦，天啊，我看起来不错！我感觉好极了。我坚持锻炼，我很性感。'几天之后我醒来照照镜子想：'哎呀，我看起来好胖啊。'后来我将这些想法与雌激素联系在一起，雌激素过多使我感到自己很胖。我终于理解了当前妻和女朋友说'我觉得我今天胖了'时她们是怎么想的。我恍然大悟，这是雌激素的作用！"迈克发现激素影响我们对世界的看法——如何看待自己和他人。迈克更理解女性的心理，这让他的女朋友感到欣慰。

睾酮也许是我们燃烧脂肪最有力的武器。一份发表在《新英格兰医学杂志》上的研究表明，即使不做任何运动，每周给予实验组男性 600 毫克的睾酮并持续 10 周，与没有给予睾酮的对照组相比，前者的瘦体重增加明显。在另一次实验中，每周给予实验组男性睾酮治疗并持续 10 周，与另一组没有接受睾酮治疗但在健身教练指导下每周参加 3 次力量训练的对照组相比，前者的瘦体重增加得更多。研究表明，即使休息没有做任何运动时，由于体内分泌足够的睾酮，男性也能燃烧脂肪、增加肌肉量。由于男性分泌大量睾酮，在体重管理方面男性比女性有更大的优势。但不幸的是，所有人的睾酮分泌量都会随年龄增长而减少。

体重的另一个重要影响因素是由脑垂体分泌的生长激素，它也会随着年龄的增长而减少。生长激素水平影响儿童的生长发育，因此受到人们普遍关注。但实际上它还促进成人的瘦组织生成和脂肪分解。当它的分泌量减少时，脂肪就会堆积。

甲状腺素也会随年龄增长而减少分泌量，但速度更缓慢一些。这种由甲状腺分泌的激素的主要作用是调节新陈代谢和体温。这一激素水平随年龄减少的速度比生长激素或性激素减少的速度慢，但对那些患有亚临床甲状腺功能异常的人来说，体重控制变得更加困难。

如何正确看待激素替代疗法

在慢慢变老的过程中，我们是否要听任脂肪摆布？不一定。我们可以采取措施减少脂肪堆积，其中一种方法是像阿丽亚娜和迈克一样选择激素替代疗法。

卡隆·鲍尔博士是旧金山的一位漂亮且精力充沛的激素替代疗法医师。她说："我刚从医那段时间很多人向我陈述同样的症状。他们体重增加，容易倦怠，全身乏力，下班后精力不济，失眠多梦。他们不是真的抑郁，而是兴趣减低。我不知道选择哪种治疗方案，只能治疗部分症状，如给患者开一些抗抑郁药或安眠药，但不能从根本上解决问题。"

鲍尔博士进入一个新的专业领域——抗衰老药物临床实践。开发这类药物的目的是让人们长寿，让人由内到外焕发青春。激素替代疗法就是采用这类药物进行治疗。她解释说："这是鸡生蛋、蛋生鸡的问题。随着人们慢慢变老，他们的睾酮和生长激素水平均会下降，从而导致体重增加，这又会引起激素水平进一步下降，造成体重循环式上升。一些医生告诉患者如果他们注意饮食、经常运动，随着体重减轻，他们的睾酮和生长激素水平将会提升。这种说法有一定道理，但不能阻止激素水平螺旋式下降的趋势。因此，我们可以通过医疗手段进行干预，提升激素水平。"鲍尔解释说："人们在激素补充治疗后感觉更好，精力更充沛，可以参加运动课程，有体力做一顿健康的晚餐。激素还有助于减轻运动引起的肌肉酸痛，减少恢复所需要的时间，缓解连续运动带来的疲劳感。她说："随着活动量增加，机体自身的激素分泌量增加。如果人们坚持运动、健康饮食，一旦达到他们的目标体重，不再需要治疗也能恢复健康。"

然而，激素替代疗法是有风险的。即使使用天然雌激素，也与女性生殖系统癌症有关联，同时还可能增加出现血凝块的风险。2014 年美国食品药品监督管理局建议限制使用睾酮替代药物，因为研究显示男性在服用这类药物后患心血管疾病（如心脏病）的风险增加。注射生长激素也可能增加患糖尿病的风险。显然，激素替代疗法需要在经验丰富的专科医生指导下使用，他们可以根据个体情况选择是否采用这一疗法。

迈克·汉森还警告说："（激素替代疗法的）一个问题是，你觉得你可以征服全世界，可是身体的其他部分会拖后腿。你感觉自己还是 30 岁，结果很容易让身体透支。现实是你不可能真的像 30 岁那样精力充沛。我在运动中拉伤肌肉后才发现这个问题，在激素治疗前我的运动量绝没有这么大，当时我带着一个两岁大的孩子都不敢上游乐场的攀爬架。运动后必须做拉伸，运动时必须一点一点增加强度。"

目前激素替代疗法延缓衰老的方法并未被医学界广泛接受。尽管几十年来女性服用雌激素以缓解更年期症状，但要全面评估激素疗法对减肥的功效，还需要大量的研究和有说服力的数据支持。总之，激素替代疗法是医学减肥的方法之一，它与减肥药和手术减脂的方式类似，都存在着潜在的风险。正如鲍尔所说的，利用激素替代疗法的最好方法可能是，短期内用该疗法将身体转入健康轨道，此后用更自然的方法继续保持健康。

自然地放大信号

幸运的是，我们可以在没有医生指导下一定程度地提高激素水平，其中一个自然的方法就是运动。如果我们能克服体重增加引起的倦怠感，每周至少运动 3 次，每次 45 分钟，也可以增加某些激素的分泌量。位于希腊色雷斯地区的德谟克利特大学的研究员萨瓦斯·托克马基季斯让一群男性做 4 组抗阻训练，每组包括深蹲和腿部推举各 8 次，发现运动后他们的睾酮和生长激素水平明显上升。美国马萨诸塞州战士体能研究处的研究员布拉德利·宁德尔和他的团队发现，2 小时的有氧运动可使生长激素水平得到显著提升，时间持续 24 小时。

运动还会提高脂连素水平，这种激素由脂肪组织分泌，它的作用是将脂肪由内脏转移到四肢和臀部。它还可以提高胰岛素敏感性，从而降低血糖和甘油三酯水平。这些激素还有一个额外的作用，它们不仅能燃烧脂肪，还会增加瘦组织含量，进而提高新陈代谢率，即使在静息状态下也能消耗更多热量。

运动的缺点是可能产生饥饿感，导致晚餐时过度进食。卡隆·鲍尔建议他的患者开始运动时慢慢增加强度，他说："人们开始运动时经常拼尽全力，连自己都感到惊奇。我告诉他们进度要慢一点。激烈的有氧运动（如跑步或者动感单车课程）虽然可以消耗脂肪，但也会增强食欲，摄取的热量可能抵消艰苦运动消耗的热量，甚至比消耗的热量更多。负重训练可以增加肌肉重量、提高新陈代谢率，这对体重控制非常重要，但是它不会减轻体重。我建议每天步行一小时，这样不但可以消耗多余的脂肪，食欲也不会增强。同时，保证每周参加 2 ~ 3 次中等强度的负重训练，以增加瘦体重。身材变得更好之后再加大训练强度。"

每天吃什么以及吃多少都会影响我们的激素水平。糖和脂肪均可降低生长激素水平。这意味着吃大量的芝士蛋糕或其他高脂甜点不仅可使血脂水平上升，还削弱了身体消耗脂肪的能力。这在脂肪生成脂肪的过程中是一种双倍惩罚。少吃甜食不但有助于增强体力，还能减少由于胰岛素清理血液中的营养物质而引起的饥饿感。轻度运动后进食 10 克蛋白质，或者剧烈运动后进食 20 克蛋白质，可以有效控制饥饿感，在食物中增加足够的益生元也有同样效果。

不吃东西也会使燃脂类激素水平上升。许多健身运动员和爱好者自愿进行间歇性断食。血糖水平降低，触发体内分泌燃脂类激素，如肾上腺素和生长激素。生长激素的分泌高峰期在晚上。间歇性断食的作用强大，部分原因是它延长了傍晚断食的时间，也就是延长了起燃脂作用的生长激素的分泌时间。

一般健身教练会建议女性训练者断食 16 小时（包括睡觉时间），男性训练者断食 14 小时。这意味着一天内有 8 小时（女性）或 10 小时（男性）摄取均衡的营养，其余时间（包括睡眠时间）不进食以延长生长激素的分泌周期。断食还可以让身体分泌胃促生长素（一种由肠道分泌的激素，刺激大脑产生饥饿感），有研究表明它还可以进一步刺激生长激素分泌。因此，持续的饥饿感可以减少脂肪，不过要坚持下来并不容易。

长时间睡眠也能促进脂肪燃烧。研究表明，缺乏睡眠会提高胃促生长素水平，降低瘦素水平，因此不易获得饱腹感。还有研究指出，晚上睡眠时间不足 6 小时会增加患肥胖症的风险，它与胰岛素敏感性低有关，这是糖尿病的早期症状之一。因此，缺乏睡眠让你产生饥饿感，减弱饱腹感，长期睡眠不足会增加患糖尿病的风险。

吃塑料的男子

并非只有年龄、不良的饮食习惯和失眠会造成激素紊乱，环境也是影响因素之一。外源性雌激素是环境中存在的一类产生类雌激素作用的化学物质。根据鲍尔博士的介绍，食物中的外源性雌激素可以产生类似避孕药的效果，这类化学物质经肠道吸收进入肝脏，使性激素结合球蛋白（SHBG）水平上升。性激素结合球蛋白不但可以与外源性雌激素结合，还可能与体内自身分泌的睾酮结合。体内睾酮水平较低的人体重更易于增加。

鲍尔说："我知道环境中有很多内分泌干扰物。如果我在检查患者时发现他们的雌激素过量导致睾酮水平过低，我会和他们讲解"4P 危害"。4P 代表塑料、防腐剂、农产品和农药。塑料通常含有双酚 A（BPA）、邻苯二甲酸酯，而护肤品中经常使用防腐剂。一些植物（特别是大豆和亚麻籽）则含有较多的植物性雌激素，以非有机方式种植或养殖的产品通常会使用人造雌激素样农药。我建议使用玻璃制品替代塑料，购买无防腐剂产品，食用有机产品，限制大豆和亚麻籽的摄入量。"

鲍尔的一位患者曾受到外源性雌激素困扰。杰里是一位非常活跃的 41 岁男性，他喜爱滑水、足球等多种体育活动。他喜欢冒险，热衷于蹦极、跳伞等极限运动。有一天他注意到自己的腹部有了脂肪，他认为这不正常，因为他并没有改变饮食，也没有减少运动量。他加大了健身训练量，但还是未能减少腹部脂肪。同时，杰里还注意到自己的情绪发生了变化。他不再对工作感兴趣，更重要的是，他也不再想从直升机上一跃而下玩蹦极。

鲍尔给他做了身体检查，并检测了他的激素水平。结果发现他的睾酮、生长激素、雌激素分泌和甲状腺功能看起来都正常，鲍尔说："他的睾酮分泌功能是正常的，但性激素结合球蛋白（SHBG）水平很高，这影响了睾酮水平。结果，他出现了睾酮缺乏症的早期症状。一定有什么物质引起性激素结合球蛋白水平升高。"

鲍尔与杰里一起查找可能的外源性雌激素。他们通过问卷调查和讨论等方式找到一些线索。杰里最近刚刚结婚，他的新婚妻子每天晚上为他准备晚餐。她做完晚餐后会把尚热的食物盛入一个塑料饭盒，然后放到冰箱中冷藏一晚。第二天杰里带着饭盒到办公室，在微波炉里热一下吃。鲍尔说："塑料制品在高温下会释放外源性雌激素，如双酚 A 和邻苯二甲酸酯，这些物质还可能迁移给食物。杰里最近接触的这类外源性雌激素是他的性激素结合球蛋白水平过高的原因。"过量的性激素结合球蛋白不仅吸收雌激素，还吸收血液中的睾酮，导致他精力不济、体重增加。

鲍尔说："我告诉他将塑料饭盒改为玻璃饭盒，几个月后他的性激素结合球蛋白水平降低，可利用睾酮水平上升。其他结果都没有改变，他实际分泌的睾酮量也没有变化。但将塑料饭盒改为玻璃饭盒后，睾酮缺乏症的症状消失了。"杰里的这一小小改变不但使他的体重下降，而且状态回升。他又恢复体育锻炼来消耗热量，而且再一次从直升机上一跃而下。

脂肪受大自然力量的影响

阿丽亚娜和迈克的案例都可以证明，随着年龄的增长，腰围也可能增加。最大的问题在于激素。当我们的年龄增长时，燃脂类激素水平下降，皮质醇水平升高，使机体新陈代谢减慢，瘦组织量减少，精神倦怠，脂肪堆积，尤其是腹部脂肪增加，此外还会带来其他问题。

例如，随着我们慢慢变老，运动效率会相应降低。保罗·威廉姆斯博士是美国劳伦斯·伯克利国家实验室的科学家，他观察了 5000 位年龄为18 ~ 49 岁的男性跑步爱好者后发现，无论这些人跑多长距离，年龄越大的受试者体重越容易增加。到研究结束时，他的结论是"腰围增加几乎是大自然的力量造成的"，即使经常跑步的人也遵循这一原则。他发现参加运动的男性"比久坐不动的男性更瘦，但即使经常跑步的人想保持瘦身材也越来越难"。不过威廉姆斯也提供了一线希望。"实验数据表明，中年人可以通过加大运动量控制体重。我们测算后发现，年龄每长一岁，每周跑步量就要增加2.3 千米，这个运动量应该可以抵消中年期的体重增长。这意味着跑步爱好者 30 岁时每周平均跑 16 千米，而到了 40 岁时如果还想穿上 10 年前买的那件燕尾服，则每周要跑 39 千米。"这证明随着年龄增长，脂肪也在增加。

脂肪还会听取身体的需求并做出响应。有些信息通知脂肪自我生长，而另一些则建议它减少领地。激素向脂肪发出非常响亮的声音，它们影响着脂肪量和脂肪存在的部位。当我们步入中年后，激素分泌量渐渐减少，脂肪逐渐增加，脂肪生长的部位也发生变化，我们的身体就是这样设计的。

随着年龄增长，脂肪增加能带来好处：它可以保护我们不因疾病而死亡。正如我们在第 3 章所提到的脂肪悖论，对于一些与年龄相关的疾病，多余的脂肪有降低致死率的作用。超重的人患上糖尿病、心脏病、中风死亡的概率较低。其原因目前还不清楚，可能是大自然有意让我们在年龄增大时变得更胖，在面临死亡威胁时可以做个缓冲。

另外，中年增加的脂肪并非一成不变，70 岁时开始走向另一面，脂肪量竟然开始减少。随着年龄的增长，脂肪细胞收缩，它们不再能容纳更多的脂肪。从表面上看，我们与脂肪的斗争终于可以休战了，其实不然。由于脂肪组织储存脂肪的能力减弱，脂肪细胞释放的脂肪分子被迫进入血液。这些脂肪会储存在一些奇怪的地方，如骨髓、肝脏、腹部和肌肉组织。这些"异位"脂肪会影响健康，如弱化骨骼，肌力下降，增加患糖尿病的风险。

综上所述，我们是否注定要随着年龄增长而变得肥胖，患上各种代谢性疾病吗？并不完全这样。我们可以通过运动、健康饮食、保证充足的睡眠等方式控制体重增加。但即使做到以上几点，中年以后我们也需要比以前付出更多努力，更加自律。幸运的是，对于大多数人来说，年龄越大越聪明，眼光越长远。他们意识到身上多一点点脂肪没什么大不了，重要的是健康。如果你直面挑战，脂肪依然在你的掌控之下。

第 3 部分

解决方案

第 10 章

脂肪控制之一：你该怎么做

我们已经讨论了有关脂肪的大量内容，如脂肪的定义及其重要性、脂肪自我保护的方法、体内不寻常的脂肪增长方式，以及它在不同时期的各种不同作用。脂肪是复杂的，我们恨它，但不可否认它是身体的重要器官，发挥着巨大的影响力，比我们想象的还大。脂肪尽一切可能满足我们的需求，同时与其他器官一样，它也需要被照顾。既然我们已经了解了脂肪的方方面面，下一步该如何进行脂肪管理呢？如何尽量减少对身体不利的内脏脂肪，将有益脂肪控制在合理的范围内呢？

按本书之前章节所述，这一答案因人而异。每个人管理脂肪的难易程度由年龄、性别、遗传因素、微生物菌群、饮食习惯等方面决定。个体生物性的差异使得减脂效果也有巨大的差异。举例来说，某个体因携带某些突变基因而爱吃高热量食物，因而产生大量白色脂肪，而不是米色脂肪（见第 7 章）。如果体重曾经增加而又成功减肥，即使发生在 5 年前，与没减过肥、身材健美、瘦削的同辈相比，你的新陈代谢水平更低，胃口更好（见第 5 章）。年龄和激素水平的变化也会影响你的食欲，还决定了你为保持体形所需的运动量（见第 9 章）。你偶然感染的某些微生物也可能影响你的体重，完全出乎你的意料（见第 6 章）！而如果你是女性……我就不多说了（见第 8 章）！

由于个体的生物性不同，即使吃个小松糕也会产生不同的效果。以色列魏茨曼科学研究所的埃兰·塞格尔博士招募了 800 位志愿者，研究他们在进食不同食物后血糖水平的变化。他注意到即使食用相同的食物，某些人的血糖水平会急剧上升，而另一些人不会。血糖水平升高刺激胰岛素分泌，最终使体内储存更多的脂肪。塞格尔设计了一种计算方法综合考虑所有受试者的基因、细菌、最近吃的食物等因素，并预测哪种食物可能引起血糖水平飙升。有时测试结果完全出乎意外：有些人吃适量巧克力、冰激凌等食物时血糖水平没有大的变化，而另一些人的血糖水平会急剧升高。研究强调有必要制定个性化的饮食计划。

我们不仅要注意培养正确的饮食习惯，还要考虑心理因素和生活方式的影响，某个人可以忍受的事物对另一个人来说可能根本无法做到。例如，有些减肥食谱附加很多要求：哪些成分不能吃，哪些食物必须定时定量吃。这种复杂的减肥食谱适合那些有时间购物煮饭，还可以精心制定平衡膳食计划的人，而对一位忙碌的职场高层或者家有小孩的父母来说就不必了。很多人需要一份简单而有效的食谱，可以随处买到上面列出的食物。我知道健身教练要求学员们每天训练 2 小时，一天吃 5 ~ 7 顿，不允许吃甜食。（没有甜食？！）这种方法对健身爱好者或者自律的人来说也许可行，但对像我这样有全职工作、为人父母的人来说是绝对行不通的。我不想把办公室当作餐厅，白天时不时吃一顿饭，也不可能每天挤出 2 小时做运动。我能做的就是努力抽出 45 分钟的训练时间。

即使有许多精心设计的减肥食谱可供选择，不长期坚持也是没有效果的。每个人要根据自己的生理、心理特质和所处环境制定减肥食谱。完全参照其他人的饮食计划可能起到相反的作用，让你变得更胖，造成更大的痛苦。有些减肥食谱吹嘘只要按照他们的 1-2-3 步骤就可以轻松减肥，这样的减肥书籍、杂志和电视节目才受人欢迎，但对减肥人士来说这样做一点好处都没有。仔细观察你的身体对不同食物和运动的反应并做出相应调整才是正确的减肥方法，只有你最了解自己。

不过，确实有一些经过反复论证、实践证明对大多数人有效的体重控制方法。对于脂肪的每一种自我复制的新方法，人们都可以找出应对的措施。只要你对脂肪有深入透彻的了解，你就可以控制它。本书第 3 部分的每一章最后都会提到如何避免健身带来的问题，以及减肥遇到困难时的一些应对方法。下面简单介绍这些方法。

运动解决遗传学、激素和衰老问题

在第 2 部分几乎所有章节都提到运动是减少脂肪的手段之一，可以使身体更年轻。尽管克洛德·布沙尔（见第 7 章）的研究表明受遗传影响，运动选择性地对某些人来说效果更好，但它仍是我们控制体重和新陈代谢的有效方法之一。达到一定的运动强度后，它的减脂效果甚至与遗传因素无关。

进行肌肉训练时，我们向身体发出增加力量的信号。身体做出应答，将其他组织（如脂肪）的能量转移到骨骼和肌肉。艰苦的训练促进瘦体重增加，消耗更多的热量，迫使脂肪与其他组织争夺生长所需的资源。

这就是第 4 章中所描述的相扑手的情况。为了增重，他们的食量惊人，但只要坚持训练，他们就能保持健康。还记得第 5 章介绍的那些接受臀部吸脂术的患者吗？那些定期运动的患者没有再增加内脏脂肪。只要久坐不动，脂肪就会堆积在内脏器官周围，损害我们的健康；运动有助于将脂肪储存于皮下组织。

运动还促进脂连素、生长激素、肾上腺素和睾丸激素的分泌，这些激素都能促使脂肪分解为能量，调节脂肪离开内脏区域，生成外围脂肪（见第 9 章）。另外，运动还能有效提高胰岛素敏感性。这意味着肌肉和脂肪细胞更多地吸收血液中的脂肪和葡萄糖，降低血液中的游离脂肪酸和葡萄糖水平，防止它们危害其他器官。运动还可以提高瘦素敏感性，促进新陈代谢。

定期运动使身体发生永久性改变，最终与生成肌肉和燃烧脂肪相关的基因转录量增加。随着这一改变，肌肉消耗的能量比脂肪更多，从而提高了机体在静息状态下的新陈代谢率。运动促进关键激素的分泌和健康脂肪的生成，随着机体衰老和激素水平下降，这些改变显得尤为重要。还有研究表明运动可以降低患其他老年性疾病（如失智症和骨质疏松症）的风险。运动还有一个意外的好处——生成更多的棕色脂肪，正如第1章所述，棕色脂肪消耗热量而不是储存热量。

美国国家体重控制注册系统（NWCR，下文会有更详细的讨论）收集了4000多位经验丰富的减肥人士的数据并证实了运动的有效性。该中心的数据显示，只有10%的减肥人士只靠节食成功减肥，其他人都是双管齐下，通过控制饮食和加强锻炼才获得成功的。

迈克尔·丹辛格博士是一位医生，他在塔夫茨大学经营着一家很受欢迎的减肥诊所（见第4章）。他说："通过改变饮食减少热量摄入是减肥成功的主要原因。减肥成功与否百分之八十与饮食有关，另外百分之二十与运动有关。如果不运动，就像橄榄球比赛一样，我有很多射门得三分的机会，但没有太多达阵得六分的机会。我可以使患者的糖尿病病情缓解一大半，但如果不运动，病情就不可能完全缓解。"

运动的问题在于它可能使人食欲大增、暴饮暴食。丹辛格博士建议人们在开始运动前控制饮食，他说："理论上，健身后过量饮食可能抵消运动产生的所有减肥效果……只有饮食控制好了，才可以逐渐增加运动量。最后的目标是一周锻炼7小时，其中2/3是有氧运动。"卡隆·鲍尔博士也有类似的观点，她建议患者开始运动时以散步为主，这样比较容易进入状态，然后再逐步增加运动量。如果又出现强烈的饥饿感，则需要稍微减少运动量，直至身体适应。

每个人都有不运动的理由。除了饥饿感之外，时间不够也是原因之一。

不过随着高强度间歇训练（HIIT）的出现，这不再成为你的借口。HIIT 是在短时间内进行激烈运动的一种行之有效的方法，例如在 20 分钟跑步中穿插着 4 组 30 秒的全力冲刺和 30 秒低速慢跑。另一种方法是在 4 分钟常规训练中穿插 8 组 20 秒高强度训练加 10 秒低强度训练。HIIT 训练的优势在于在较短时间里得到与传统训练（如慢跑）一样的效果。另外，研究表明，HIIT 训练比常规运动燃烧更多的脂肪。这意味着什么？说明 HIIT 是一项艰苦的训练，必须做好挥洒汗水、心脏狂跳的准备。

如果你不适合 HIIT 训练，也不用担心。即使那些轻松的休闲活动，如散步或在院子里的简单活动都比坐着不动更易减轻体重。

不论是减肥初期就开始运动还是稍后再开始运动，想要拥有健康的脂肪都离不开运动。每天至少运动 45 分钟，包含 30 分钟有氧运动、15 分钟或更多的力量训练，身体可以创造奇迹！运动有助于减少对健康不利的脂肪，使剩下的脂肪对身体更有利。即使你从来没有练出 6 块腹肌，只要运动量足够，你仍可以拥有健康的脂肪。

通过饮食改善激素分泌状况

由于性别、种族、年龄不同，以及个体的遗传因素、激素分泌和体内微生物的分布状态不同，每个人的食物消化过程也是不同的。你可能和伐木工人吃得一样多，也可能像出家的僧人一样只吃一点。

我们无法改变自己的性别、种族和年龄，但研究表明我们摄入的食物会影响体内的激素分泌，而这些激素又会对脂肪产生影响。在本书中你可以发现胰岛素、瘦素、生长素、脂连素、雌激素、睾酮、甲状腺素和其他激素是如何对体重产生影响的。身体是一个复杂的通信系统，激素在其中发挥着重要作用。

胰岛素是一种重要的激素，人们要控制体内的胰岛素水平。过量饮食或者摄入过多的碳水化合物，会刺激胰岛素将多余的营养物质转化为脂肪。尽管有些人摄入高碳水化合物不会产生不良后果，但对大多数人来说这种饮食是减肥的大忌。控制胰岛素水平的最好方法是限制精制碳水化合物的摄入，采用搭配碳水化合物、蛋白质、脂肪和纤维素的混合饮食结构。用蛋白质替代部分碳水化合物有助于减缓饥饿感，生吃蔬菜可以促使我们吃更多的蔬菜，同时产生饱腹感，触发肠道的牵张感受器引起肠道蠕动。牵张感受器被激活后，胃促生长素（即饥饿激素）水平下降。正餐时或者两餐间喝一碗汤也可增加饱腹感，触发肠道牵张感受器运作。

瘦素水平也需要调控。胃促生长素产生饥饿感，瘦素让人有饱腹感。当脂肪减少时，瘦素水平下降，使我们感觉更饿（见第5章）。此外，有证据表明高果糖食物可产生瘦素抵抗。少吃高果糖食物，尤其是果糖含量高的玉米糖浆，有助于保持瘦素敏感性。充足的睡眠也可提高瘦素水平，降低胃促生长素水平（见第9章）。

间歇性禁食

尽管饥饿让人不舒服，但人们在尝试间歇性禁食后收到了奇迹般的效果，尤其是减脂效果好。禁食不仅降低了热量摄入量，而且触发了燃脂类激素（如肾上腺素和生长激素）的分泌。人体在夜间分泌大量的生长激素。间歇性断食效果显著的部分原因在于延长了晚间不进食的时间，增加了生长激素的分泌量。此外，产生饥饿感的胃促生长素促进了生长激素的分泌。所以，如果能够忍受饥饿，那么禁食时间越长，消耗的脂肪越多。

正如第9章所述，通常建议女性断食16小时，男性断食14小时。进食时间控制在8 ~ 10小时，而断食时间包括晚上和睡眠时间。

马克·西森曾是一位优秀的耐力项目运动员，现在他是知名的健身教练。他说："我每天断食 18 小时。不过我不叫它断食，而是称为进食的空当期。我的进食时间大约为 7 小时，从下午 1 点到晚上 7 点。"马克早上健身，训练内容包括举重和 HIIT。然后他忍住饥饿不进食，直到中午才吃他当天的第一顿饭——午餐。举例来说，某天下午 1 点他的午餐包括一片三文鱼，配上一份蔬菜和一点米饭。下午茶时他会吃一片奶酪。晚餐时他煎一份牛排，再加一盘蔬菜，然后他可能会吃一点巧克力。这就是他一天的餐单：两顿主餐和一份点心。他的禁食时间从傍晚开始，直到第二天下午 1 点。

尽管西森是一位资深的间歇性禁食实践者，他也承认这不一定适合所有人。"如果你平时摄入大量碳水化合物，身体过分依赖它们，断食对你来说有点难。你的身体必须已经进入燃脂模式，即通过减少碳水化合物的摄入而使身体燃烧更多的脂肪。一旦身体适应了这种模式，禁食时间就可以延长。但如果禁食让你痛苦不堪，就不要勉强。谁愿意让自己的生活沉浸在痛苦之中？你必须根据自己的实际情况做出选择。"

西森通过间歇性禁食获益匪浅。他现在 62 岁，肌肉发达，身体健硕，看起来像一位马布里冲浪者。他建议人们采用低碳饮食，首先尝试少吃一餐，减少营养摄入量，使身体慢慢适应；然后再延长两餐之间的间隔时间。饮用大量的水和肉汤有助于保证电解质平衡。他补充说："吃饭前确认自己是否真的感到饥饿，是否真的需要吃这么多。只要感觉不到饥饿就停止进食。少吃一点，身体会慢慢习惯的。"他说，关键是在吃下一餐饭时不要过度进食，并选择富含蛋白质、纤维和水分的食物。

为微生物菌群进食

正如第 6 章所述，个体由于体内微生物菌群分布不同，从食物中摄取的热量也存在差异，我们摄取的热量可能比其他人多些或者少些。反过来说，我们摄入的食物也会影响体内的微生物菌群，并进一步影响身体构成。研究表明，进食更多水果和蔬菜能有效减小采集能量的细菌比例，增加菌群的多样性，这两者都与体重减轻有关。

一个重要结论是，进食越多富含纤维的蔬菜沙拉对身体越有利。进食绿叶生鲜蔬菜，可以在减少热量摄入的同时增强饱腹感，还有助于增加肠道菌群的多样性，减少与采集能量相关的细菌比例，促进将食物分解为废物的细菌生长。如果这些蔬菜沙拉中包括有益于微生物菌群的食物（如豆类）、富含低聚果糖的蔬菜（如洋葱、韭菜和朝鲜蓟），这些低热量食品将让你产生饱腹感，同时还能减少热量的摄取（见第6章）。所以，吃低热量、高纤维食物可使体重下降，并最终形成减少摄取热量的健康微生物菌群。我们开始变瘦后，身体做好准备变得更瘦。这样循环往复，瘦上加瘦。

女性和食物

正如第8章所述，女性利用和存储脂肪的方式与男性不同。女性在运动时比男性燃烧更多的脂肪，她们储存脂肪的效率也更高。约瑟夫·唐纳利的研究表明，女性通过运动消耗2500千焦或更多的热量后，更易饮食过量。女性肯定应该参加运动（她们消耗更多的脂肪），不过运动后她们要更加自律。唐纳利也见过通过运动消耗1700千焦热量后没有过量饮食的女性。一种解决方案是做更温和的运动，将热量消耗控制在2500千焦以内；另一种方法是尽情地运动，运动后采用转移注意力的方法避免饮食过量，比如看看电视、与朋友聊天、闲逛一下或者做任何你感兴趣的事，尽量分散注意力至少一小时。这样的话，那种"我刚训练完"的强烈饥饿感很可能就消失了。

这种分散注意力的技巧还可以用于治疗情绪性进食症。迈克尔·詹森博士曾提到，与男性相比，女性暴饮暴食更多地与情绪有关（见第8章）。在这种情况下，向专家咨询、意志力练习（见第11章）或采取其他缓解压力的方式（如慢跑、出门去呼吸新鲜空气、打打沙袋）都可能有所帮助。情感与食物的联系很复杂，这些建议可能并不适合所有人。如果你在感到沮丧时进食，心情好的时候会做什么呢？换个思路，寻找一种适合自己的方法。

由于女性将更多的营养物质储存为脂肪，抑制过量饮食对女性来说显得尤为重要。根据体内的分配规则，无论是否存在即时的能量需求，女性都会将部分食物储存为脂肪。因此，女性即使摄入少量食物都可能比男性储存更多的脂肪（见第8章）。尝试细嚼慢咽，放慢进食速度易产生饱腹感。无论何时都要自我约束或者采用转移注意力的方法避免饮食过量！记住，多进食沙拉和高纤维食物有助于将它们分解为残渣而不是储存为脂肪，这对减肥有利。

正如我们所见，女性的月经周期对脂肪也有影响（见第8章）。我们知道，在月经周期的黄体期（月经周期的后半个月），食欲增强，脂肪存储增加。正因为如此，节食最好在这一阶段结束后开始。无论采用哪种节食方法，都需要坚强的意志并严格遵守规范。为什么要在一个月中你食欲最强、体重增加最快的时期挑战自己呢？等月经来潮或月经结束后食欲减退时再开始节食。如果在节食的第一个阶段养成良好的习惯，即使第二阶段再想吃碳水化合物或富含脂肪的食物也能坚持下来。

提到食物喜好，现在的科学研究表明女性对巧克力有特别强烈的喜爱（好像有人需要证明一样）！丹麦哥本哈根大学的研究人员的一份报告指出，女性比男性更喜欢吃巧克力，特别是在月经周期的黄体期，她们喜爱巧克力胜过其他食物。这种渴望似乎不能被其他食物代替。如果她们完全抗拒了某种食物（如巧克力）的诱惑，许多女性很可能会不断吃零食而摄入过多的热量。因此，有条件地满足对某种食物的渴望可以防止过量食用其他食物。如果巧克力是你想吃的食物，可以找一块黑巧克力稍微满足一下自己的愿望，因为它含有更健康的单不饱和脂肪酸。

节食不是生活的全部，也不能完全放弃，事实上人们不应该放弃节食。这种二分思维也是女性的弱点，节食失败的女性往往比男性更容易认为自己已经失败，不应该再继续下去。原谅自己，重回正轨可以挽回她们几周的节食成果（见第8章）。

成功减肥人士的习惯

减肥人士可以向其他人学习成功控制体重的经验。幸运的是，人们可以查询几个不错的数据库。1994年雷娜·温和詹姆斯·希尔开始建立美国国家体重控制注册系统（NWCR），调查为什么有些人减肥可以取得长期效果而有些人却不能。他们研究了4000多位成功减掉13千克以上体重的减肥人士，并跟踪他们一年以上的时间。糖尿病预防项目（DPP）和糖尿病健康行动展望是另外两个可以追踪行为治疗方案的注册系统。它们收集的信息表明，成功的减肥人士有许多共同点。

• 他们往往在情感上受到触动，或遇到某个事件，激发他们开始并坚持节食。

• 他们不轻言放弃，即使在假日或周末也是如此，表现出强大的自制力，这一点在认知克制测验中也有反映。

• 他们采用自我监控工具详细记录体重、热量摄入和运动量。

• 那些能成功减重并维持两年的减肥人士更可能保住减肥成果。

• 他们参加中等强度的运动（如快步走），每周消耗10000～13000千焦的热量，平均每天用时1小时。（每天参加35分钟高强度训练也可减轻体重。）

由雷娜·温发布的一份报告称，美国国家体重控制注册系统显示83%

的人是受某一特定事件触动才开始认真对待减肥的。这些事件多数与医疗有关，如一名医生告知他们需要减肥，或者家庭成员遇到严重的突发心脏病。第二个常见的触发事件是体重达到历史高位。体重达到新高敲响了警钟，促使他们采取行动。另外，看照片或者照镜子时觉得自己过胖也是很多减肥成功人士的强大动力。

一旦开始节食，成功减肥人士很少中断。他们在节假日或周末也不放松，即使所有人都在大吃大喝，他们也很克制。这些勤奋的人在圣诞节将体重增加控制在 2 千克以内的概率是不够自律、吃掉整个水果蛋糕的人的 1.5 倍。

人们很难百分之百地坚持减肥。当减肥成功人士发觉体重反弹时，他们一般会在减肥教练的指导下，几天内重回减肥进程，减轻体重。迈克尔·丹辛格博士给他的患者使用一种经过严格测试的标准，允许他们在一定程度上中断训练课程，然后再帮助他们重回正轨。他说："我总是让人们尽可能完成减肥计划的九成。如果人们发现七成努力有七成收获，大多数人会照办。但不幸的是，七成的努力只能换来五成收获。大部分人要付出八成以上的努力才能收到满意的效果。明知回报不够理想，为什么只付出七成半的努力？这是自欺欺人。"为了确保患者能按照计划完成八成以上的内容，丹辛格每周与患者见面，测量他们的体重并跟踪计划的完成情况。如果他们中断节食，丹辛格会给他们打气，指导他们重新回到计划中来。

特里是丹辛格博士的患者之一。她说："我的体重在圣诞假期有所反弹。丹辛格博士告诉我已经努力这么久了，不值得因此毁掉之前的成果。"他的话里没有惩罚和责备之意，这让特里受到鼓舞，心情轻松起来。她补充道："我就想：'好吧，我可以吃块雪糕，但不能毁掉辛苦减肥的成果。'我不再暴饮暴食。"原谅自己犯下的错误，在偏离计划后应该及时回到正轨。在教练或营养师团队的指导下，训练的效果完全不同。

节食成功人士的数据表明，减掉一些体重后有点反弹是普遍现象，但那些很快恢复体重、重新执行计划的人长期保持减肥效果的概率更大。

食物记录基础知识

　　自我监测是控制体重的有效手段。托马斯·瓦登是宾夕法尼亚大学的学者，其研究课题是糖尿病和肥胖干预计划。他在观察那些长期坚持并成功减掉大量体重的人士时发现他们详细记录了每天的热量摄入情况，并不断检测体重。丹辛格同意他的观点，他说："饮食记录对减肥非常重要，我一直向患者们推荐这种方法。如果他们在努力减肥，我会教他们如何做饮食记录。我希望人们不会觉得这件事很烦。那些经我指导取得减肥效果的患者愿意做这项记录，而那些不愿意做这项记录的患者减肥都没有成效。"他建议人们用智能手机作为记录工具，不过，即使用最原始的纸和笔也是良好的开始。

　　饮食日志不仅可以监控自己的摄入量，还可以让其他人看到。丹辛格继续说："饮食日志是必要的，不过人们只有在还有其他人阅读的情况下才会做记录。你可以在几个月里监控自己的饮食情况，但过一段时间可能就停下来了。不过，如果你知道还有其他人在看这个日志，事情就完全不同了。"确实，我采访的所有成功的减肥者在开始节食时都有人一起查看他们的饮食日志和体重记录，如医生、护士、减肥教练或者可靠的朋友。这些人帮助他们跟进节食进程并为他们打气。

　　减肥专科的医生们都认同与患者保持长期联系的重要性。开始时经常与患者见面（通常是每周一次），然后过渡到每月一次，这样减肥计划往往可以取得成功。医生们查阅患者的饮食日志，向他们普及专业知识，提供咨询服务，检查他们的身体并在必要时进行治疗。一旦患者根据计划体重降低，则可以减少到每两周与医生见面一次，然后一月一次，最后几个月甚至几年见一次医生。

　　路易·亚隆是康奈尔大学威尔医学院体重管理和代谢临床研究中心的主任，是肥胖治疗方面的权威专家。他说："医生开一个减肥处方完全不费力气，但鼓励人们坚持下去很难。你可能想问肥胖是怎么产生的？好吧，这是因为减肥确实很难，而且人们真的很饿。减肥就像让你在水下屏住呼吸，有些人可以在水下待 10 分钟。人们会说：'哇！看看这个！'但你能做到吗？不行，你做不到。"

正如我们治疗糖尿病时不能简单地告诉患者少吃糖，治疗肥胖症时也不能简单地要求患者少吃食物。事情不是这么简单。脂肪为了保全自己的领地会奋起抗争。肥胖症患者要面临人生中一场重要的战役——重新控制自己的生活。为了取得斗争的胜利，保护减肥成果，他们需要得到支持。

兰迪的减肥效果显著，而且体重得以长期控制，他认为这得益于理查德·阿特金森和尼基尔·杜源德哈开展的减肥项目（见第 6 章）。在两年的时间里，兰迪不断参加减肥会议、讲座，约见医生。头 3 个月他每周来几天，慢慢地将时间减少到一两周来一次，后来根据项目要求，他一两个月来一次就可以了。当患者体重刚反弹时，项目组就会要求他们更加频繁地参加讲座。兰迪说："（项目开始时）每周都会有一次 1 小时 15 分钟的大学讲座，介绍肥胖症的相关研究。我们通过讲座了解到，科学家通过对双胞胎的研究发现不同人的新陈代谢率是不同的，同时还认识到该项目应用了多项相关研究成果。当明白这些情况后，我恍然大悟：'哇！原来我可以这样做！'我家离麦迪逊有 120 千米，但我每次都急切地赶到那里。每个参与者每周都渴望到那里学习。这个项目持续了两年，当项目结束时大家都哭了。"

一旦体内堆积多余的脂肪，为减掉它要付出艰苦的努力。脂肪会做出应对以抑制减肥效果。如果过去体重从未增加过，你可以吃得多一点，瘦下来也不难。然而，如果你现在已经超重，或者一直超重（这也是大部分节食者遇到的情况），那么减肥就变得尤为困难。关键是保持耐心，制定一个切实可行的目标。经过长期的减肥努力后，你可能不会像个超模，甚至也不可能变回 20 岁时的样子，但只要你对脂肪有足够的了解，对你面临的困难有充分的心理准备，你就可以变得更健康，身材更健美。

第 11 章

用意志力战胜脂肪

　　减肥成功与否的一个重要因素是意志力的强弱。当饥饿感袭来、食欲旺盛而得不到满足时，我们会动摇减肥的决心。强烈的饥饿感不断出现，许多曾经成功减肥的人最终放弃节食，那么辛苦减掉的体重又会反弹。

　　明尼苏达大学的安塞尔·基斯博士开展的一项研究显示饥饿的影响力超乎想象。基斯是从 1944 年开始这项研究的，当时正值第二次世界大战即将结束，盟军横扫欧洲，发现了许多瘦弱的战争受害者。这些受害者被关在集中营中，忍饥挨饿、过度劳累，他们被救出来时已濒临死亡。医务人员希望给他们补充营养、恢复健康，但当时人们对治疗极度饥饿没有经验。

　　基斯是一位生理学教授，他决定对此进行调查。他召集了一批拒服兵役的受试者，这些人信仰和平，不愿意为军队效力，因而不得不选择一些像水土保持、森林维护和医学实验志愿者的工作以替代服兵役。有 400 个人申请参加这一研究，基斯从中挑选出 36 位身体强壮、心理健康的受试者。

　　基斯让这些受试者平均每天摄入 6500 千焦的热量，他们的食物主要是土豆、面包、萝卜和卷心菜，以及象征性的一点蛋白质和脂肪。这与饱受战争蹂躏的欧洲人吃的食物类似。此外，为了消耗热量，这些受试者还要参加运动，包括每周走 35 千米。这个饥饿实验持续 6 个月，在此期间这些受试者大约会减掉 25% 的体重。

　　这项研究引起世人注意的是长时间饥饿带来的惊人的心理和生理影响。随着饥饿时间越来越长，受试者开始昏昏欲睡、容易发怒。一位受试者说："从某种意义上来说，我们变得更内向，精力也不如从前。"爬楼梯变成一种折磨。另一位受试者说："我知道这栋楼里所有电梯的位置。"还有一位受试者说，走路时他们会在车道边上走，省得再费力走到路边。吃饭时谁的食物分量大些都会遭到怨恨。一位受试者说，一个小男孩骑着自行车从身边飞快经过会让他记恨，因为小男孩很可能是回家吃晚饭的。

　　受试者们开始痴迷于食物，有些人甚至做出一些复杂的行为。一位受试者回忆说："吃饭变成一种仪式……有些人将食物用水稀释，使它看起更多一些。其他人一小口一小口地吃饭，在嘴里把食物咀嚼很久，因而吃饭要花很长时间。"有个男子还收集烹饪书和菜谱。另一位受试者说："我已经不在意身边的其他事情了，我只想早早结束这个实验，别的什么都不想。实验中身体感到不适，食物成为生活的重中之重，是我们唯一关心的事，但这样太单调了。我的意思是如果去看场电影，你不会对其中的爱情场面感兴趣，你只注意到他们每次吃东西时的场景，注意他们吃了什么。"

　　基斯的这个研究具有里程碑式的意义，它表明饥饿对心理产生巨大的影响。尽管节食者不会将自己陷入像受试者这样极端的饥饿状态，但他们长期忍受饥饿，要坚持下来是非常困难的。现代科学已经发现了更深层次的原因。

　　正如第 5 章所述，哥伦比亚大学的迈克尔·罗森鲍姆和乔伊·赫希利用功能性磁共振成像技术分析了节食者的脑部活动。当受试者受到刺激时，该技术可以帮助研究人员通过图像了解受试者大脑中相应的活动区域。实验中，罗森鲍姆和赫希研究了最近体重减轻的节食者。他们给这些节食者看糖果、葡萄、花椰菜、手机和悠悠球的图片，观察这些节食者的大脑对这些图片的反应。当出现食物图片时，大脑中与食物相关的情绪反应区域被点亮，而大脑中与自我控制相关的区域则是昏暗的，表明反应并不强烈。这意味着当我们的体重降低时，大脑对食物的反应较强烈，而防止食物摄入过多的能力较弱。

罗森鲍姆解释说，减肥后我们对食物产生更强的情绪反应，因而节食者对食物的渴求度可能比之前更大，同时大脑参与控制的区域没有出现反应。因此，当我们更加饥饿时，自我控制能力减弱，再加上减肥时脂肪自我保护的那些手段（见第 5 章的讨论），形成了一个适合体重反弹的环境。减肥后这一状况可持续 6 年甚至更长的时间。

出现这种效应的主要原因在于瘦素水平较低，这种由脂肪分泌的激素向大脑发出吃饱的信号。节食者的脂肪量减少，降低了瘦素水平，导致食欲增强。瘦素有着重要的意义，在减肥研究中给受试者实验性地注射瘦素，强烈的饥饿感就消失了（见第 5 章）。

像训练肌肉一样学习自我控制

当脂肪控制我们的大脑时如何奋起反抗？除非瘦素替代疗法被批准应用，否则自我控制是为数不多的几个选择之一。即使我们减少碳水化合物的摄入，多吃蛋白质以抑制饥饿感，在减肥过程中食欲仍然会变得旺盛。幸运的是，研究表明可以有几种控制食欲的方法。

美国纽约大学奥尔巴尼分校心理学系的马克·穆拉文博士和佛罗里达大学的罗伊·鲍迈斯特博士在研究中发现，可以像训练肌肉一样加强自我控制能力。进行一些小练习，然后过渡到更难一些的练习，人们的意志力会逐渐加强。例如，研究人员发现那些运用自控力调整姿势的受试者坚持两周后表现得更好，身体不适也得到了改善。另一项研究表明，那些自我克制不骂人、不使用粗俗语言的人控制行为的能力也得到了提高。训练哪种行为并不重要，关键是要让人学会将这种行为变成一种自然反应。穆拉文说："人们可以做自我控制的小练习，比如不吃甜食或不再发誓。训练成功后可尝试更困难的练习，如戒烟或者进行压力管理。通过这种方式，你可以逐步训练自控力。"

功能性磁共振成像的相关研究支持节食者的自控力这一说法。布朗大学的雷纳·温博士是美国国家体重控制注册系统的共同发起人之一，她与一个研究小组合作，召集了一些肥胖症患者、正常体重的受试者以及一些减肥成功人士（体重至少减掉14千克并保持3年以上），对他们的大脑进行研究。研究者让这3组受试者在接受功能性磁共振成像检测时嘴里含着柠檬棒棒糖，然后观测他们的大脑活动。尽管3组受试者大脑中与奖励相关的区域都被点亮，但减肥成功人士的这些区域更亮一些（这一结果与第5章所述的鲁迪·利贝尔的试验结果类似）。但有些不一样的情况出现，减肥成功人士大脑中与自我控制有关的区域也被点亮，而肥胖症患者和正常体重的人大脑中的这一区域并没有那么亮。这意味着那些经过减肥并且长期保持体重的受试者大脑中控制行为的那部分区域接管了大脑的情绪中心。这些人在面对食物诱惑时可以清醒地决定吃或者不吃。

美国国家体重控制注册系统的研究还表明，那些减重成功并能长期保持的人通过严格按计划进食、定时参加运动、仔细计算每餐摄入的热量、经常测量体重等方式增强自控能力，即使在节假日也不放松。

这项研究表明准备减肥的人先练习自我控制"肌肉"是有效的，这样才能进行下一步更难的训练（如减重训练）。人们可以从与禁食相关的训练开始（如醒来30分钟内起床），然后尝试某个任务（如不吃饼干、薯片这类食物）。连续完成一系列小任务，可以逐渐增强自信心。慢慢控制食物的摄入量，而不是以极端的方式节食，这为未来减肥成功奠定了良好的基础。

训练自我控制"肌肉"还有更多的好处。节食和饥饿感会产生压力，而饮食"微调"可以缓解这一压力。穆拉文说："我们的一些未发表的研究显示，训练自控力还有助于缓解整体的压力水平。那些尝试少说脏话的受试者对压力管理得更好。他们的压力生理反应较小，负面情绪也得到缓解。研究人员发现练习少说脏话比没有做这项练习的人整体表现得更好。"

凯瑟琳·米尔克曼博士在宾夕法尼亚大学研究自我控制及其在决策中的作用。这位年轻的教授对工作充满热情，在业界已颇有名气。米尔克曼的研究前提是每个人都有两个自我，其中一个是自我约束、考虑周到、注重长期发展的自我，她称之为"应该的"自我，而另一个与之竞争的是冲动的、"想要的"自我。这不是天使在左边耳语、魔鬼在右边耳语的概念。米尔克曼说："这两种自我互相对立。当我们面临选择，在想要做和应该做的事情中挑选其一时，比如省钱还是花钱，就会产生压力。人们会在这两种自我间权衡，而影响最终决定的因素很多。"

是选择"应该的"自我还是"想要的"自我，其中一个决定因素是时机。米尔克曼说："我们为当下做决定时，一般会选择我们'想要的'，而为明天考虑时，一般会做出'应该的'选择。假如忙完一天工作回到家，我们想要一顿可口的晚餐和一杯啤酒，但明天呢？我们计划去健身。"不过明天会变成今天，如果我们不断地选择"想要的"自我，就会削弱"应该的"自我。

亚利桑那大学的塞缪尔·麦克卢尔博士和普林斯顿大学的乔纳森·科恩博士利用功能性磁共振成像技术将"应该的"自我和"想要的"自我用影像的形式表现出来。他们看到，当受试者想要短期奖励时（"想要的"自我），大脑的边缘和旁边缘系统被激活，这部分区域与冲动行为和药物成瘾有关。另外，当受试者制订"远期"计划时（"应该的"自我），大脑侧前额叶区域被激活，这部分区域与延迟满足相关。不断地做"应该的"自我训练能加强大脑中负责自我控制的区域的功能。这一发现支持了穆拉文博士的实验结论，即多进行小的意志力训练对受试者完成更困难的任务（包括自我控制）有帮助。

诱饵搭配法

对抗难以克制的欲望的一种方法是诱饵搭配法，即受试者在做"应该的"行为时伴随一种"想要的"行为。在一次试验中，米尔克曼将受试者分成 3 组。"完美"组的受试者仅在健身时听他们挑选的小说，健身后这些小说就被藏起来。"部分限制"组的受试者自己保管音频小说，但鼓励他们只在健身时才听。"未限制"组没有任何限制，可以在任何时间听小说。试验为期 9 周，刚开始时"完美"组参加健身的次数比"未限制"组多 51%，而"部分限制"组参加健身的次数比"未限制"组多 29%。试验说明，一件"应该做的"事（健身）搭配一件"想做的"事（听一段有趣的小说）是受试者参加运动的主要动力。这一方法非常有效，当试验结束时 61% 的受试者愿意给健身房付费以限制他们听音频小说的时间。不过这一影响会在几个月后慢慢消失，因此人们要坚持健身的话，必须换另一种"想要做的"事。

即便如此，结果还是有多种可能性。如果要做一件没有吸引力的苦差事，搭配一件喜欢做的事一起做，完成任务的概率就会大得多。例如，如果减肥期间坚持自律，每周奖励自己一件新衣服，这就是诱饵搭配法，它让人在做一系列"应该做的"事情中抽身出来稍事休息。它给大脑充电，让人在下一次需要自我控制时变得更强大一点（见下文"不要训练过度"）。

另一种提高自控力的方法是采用预承诺方式，它确保你今天的良好意愿能够在明天转化成行动。例如有一个叫 stickK 的网站，它帮助人们制订承诺合同书。在这个网站上你可以和自己签订一份合同，为自己设定一个目标，例如在指定的时间里减重 4.5 千克。你要在网站上存一笔钱，然后选择一位老师或教练监督你是否完成了目标。这一过程确保当明天变成今天时，你只要违反合同就会受到惩罚。例如，你承诺在指定时间内没有完成目标时就将

500 美元捐给慈善机构；或者选择一家你不愿意帮助的机构，一旦违反合同就会将钱捐给这家机构。这让你更有动力履行合同。现在的你为明天的你规划应该做的事，而预承诺方式可以强迫自己完成这一计划。

崭新的开始

我们在第 10 章讨论过人们开始减肥的动机，如医生的诊断、不经意间注意到自己的形象不佳或者体重达到了历史最高值。某些特殊日子也可以让人们受到触动而减肥，比如新年许愿时。从心理学角度分析，崭新的开始意味着过去的失败已离我们远去，随着新年的到来，我们可以重新来过。"我减肥或者戒烟失败、半途而废，但那是以前的'旧我'。新的我会严格自律的。"将犯错误的那个自我分离出去，对改变生活方式来说可以起到意想不到的效果。

不仅在新年之际人们会想到改变，其他时间也能让人联想到新生活的开始。米尔克曼说："每月和每周开始时、生日或节假日之后，人们也可以和过去失败的'旧我'说再见，去努力达成目标。因此，人们更可能在这些有意义的日子之后开始节食、去健身房或者签署预承诺合同。"

有现实例子可以说明"崭新的开始"现象，简单的说明就可以让某个日子变得有意义。米尔克曼解释说："我们提到 3 月 20 日是春天的第一天，而不是告诉大家这是 3 月的第三个星期二，这样的话很多人愿意在这一天被提醒，从这天开始为自己的目标而努力。人们愿意尝试崭新的开始，借助这个日期向过去的失败说再见，有更大的动力完成目标，即使他们曾经偏离过正轨。"

不要训练过度

这是一个提醒。与肌肉训练一样，意志力训练过度时也会感到疲乏。过度训练导致大脑负责自控力的区域疲惫不堪。米尔克曼的研究表明，医院的专职陪护人员在忙碌工作一天后，做"应该做的"事的比例显著下降。例如，他们晚上更不愿意洗手，而这是一件"应该做的"事。工作强度越大，这一比例降低得越多。

在另一项研究中，穆拉文和他的团队招募了一群受试者，要求他们少吃一顿饭。然后他将这些人分成两组，一组受试者面前放着一份刚出炉的巧克力曲奇饼干，另一组受试者面前放着一盘小萝卜。他要求两组人员都不要吃另一组的食物。那些新烤的饼干显然对他们都很有吸引力。萝卜组成员不得不持续克制自己不去拿另一组的饼干，只能吃自己的萝卜。在随后的拼图游戏中，这一组受试者比饼干组的持久性更差，挫折感更强，也更容易放弃。

幸运的是，这种疲劳是可以恢复的。由佛罗里达大学的黛安娜·泰斯主导的一项研究发现，意志力可因过度克制而消耗殆尽，而参与一项愉快的活动可以使其恢复。他的研究团队要求受试者尽可能长时间地用力抓握力器，休息时让受试者观看伤感或者幽默的电影。当再次开始练习时，观看幽默电影的受试者的抓握时间比观看伤感电影的受试者的抓握时间更长久。而米尔克曼和他的团队发现，专职陪护人员排班时休息更长时间的话，更容易保持定时洗手的习惯。意志力恢复的关键是保证休息，或者最终沉迷于一件"想要做的"事情。

如何让自己服从意志力的管束，对这一点要保持谨慎。"破堤效应"[1] 表

[1] 破堤效应是指个体在节制的过程中由偶然违反节制转变为旧习完全复发的现象。——译注

明对许多人来说，犯一次错误后就会犯第二次甚至更多次。穆拉文说："给自己定下'不许犯错'的规矩，这容易遵守得多，否则人们很可能一错再错。人们往往这样想，反正已经犯了一次错，再犯一次也没什么区别；或者既然昨天已经破戒了，今天再破戒一次也无妨，从此开始恶性循环。"因此，如果你跌倒一次，就要迅速重新振作，尽量不要再犯同样的错误。而且当你沉迷于一件"想做的"事时，选择一件与食物无关的事情，这样有可能让你再走回正轨。

不确定性和压力

据《纽约时报》的报道，在2008—2009年的经济危机中，尽管其他消费品行业购买力下降，但不确定因素导致糖果销量飙升，一些商店还出现"糖果荒"。消费者表示，尽管口袋里的钱少了，却留出了买糖果的余钱。虽然其他公司的销售业绩大幅下滑，糖果公司的利润却以两位数的速度飙升。在大萧条时期[1]糖果销量也曾大幅攀升，当时整个市场充斥着负面消息，各种投资组合的市值只有以前的几分之一。未来的不确定性导致人们处于焦虑情绪之中，削弱了意志力。

不只有这一个传闻。研究表明，缺乏控制的环境会削弱我们的意志力，降低抗压能力。D.C.格拉斯于1969年开展了一项研究，他将受试者分成两组，其中一组被迫听到一些无法预知的噪声，而另一组则有权关掉这些噪声。无法控制噪声的那组受试者完成拼图游戏的质量比另一组差。由柯克兰社区大学的德鲁·谢罗德博士开展的另一项实验表明，在拥挤的房间里那些认为自己有权离开这个房间的受试者管理压力的能力比无权离开的人更强。

---

[1]　1929年至1933年发源于美国的经济危机。——译注

如果在日常生活中受到不确定性困扰，无论是身体检查、求职或者遇到家庭矛盾，无法把握未来使我们的意志力变得薄弱。如果这一时期开始减肥，是很难坚持的。如果想要认真地改变某种生活方式，先想办法缓解你的生活压力。能从容地应对挑战，坚持饮食和锻炼计划是体重管理取得成功的必要条件。

好消息是当你经常做"应该做的"事时会形成习惯，付出较少的努力就能坚持下去。加利福尼亚大学的盖理·查尼斯博士和尤里·格尼茨博士曾做过一项实验，他们付钱让一组受试者一个月运动 8 次，付钱让另一组一个月只运动 1 次。第二个月他们不再付钱给这些受试者。尽管没有金钱支持，那些一个月运动 8 次的受试者仍比一个月只运动 1 次的人更频繁地参加健身。某种行为多次重复后最终会形成习惯，这项试验结果支持了这个论点。你可以运用这一心理学观点避免饮食过量，再配合其他健康的生活方式，即使有一定的生活压力，也可以继续坚持减肥。

有意义的目标

并非所有人都要成为瑞士的比基尼模特或者拥有 6 块腹肌的肌肉男。年龄、饮食习惯、激素水平、遗传因素甚至体内的微生物都会影响脂肪管理的难易程度，重要的是将体脂调节到健康水平，而不是按照某个人的标准执行。你不要被媒体讨伐脂肪的战争所影响，那是因为其背后有一个巨大的产业支持。他们让人们觉得自己应该变得苗条、拥有完美身材，然后再将一些在减肥过程中未必起作用的产品销售出去，这背后的产业链利润丰厚。要根据自己的实际情况设定减肥目标，制订相应的饮食计划。

那些能长期坚持控制饮食的人是因为自己想要减肥。穆拉文说："研究表明自己主动要求运动和减肥的人认为减肥对他们很重要，这些人更容易减肥成功。他们的成功率比那些因为外部原因而减肥的人高。因此，如果你是因为另一半的唠叨、医生建议或者为了获得老板的认同而减肥，那么你的成功率就不如自己要求减肥的人高。"健身教练雪莉·温斯洛也说，帮助那些根据自己意愿减肥的人更容易成功。她说："能坚持下来的那些人的减肥动机一般是'我不想死'或者'我想看到儿女长大那一天'。"

最后，请记住你的脂肪是你个人历史的一部分，这是你生命中的一个篇章。努力减肥不反弹要比最初体重大幅增加难得多。我们必须比从没有超重的同事们吃得更少，运动得更多。

对曾经超重的人们来说，好消息是随着时间延长，成功减肥人士保持体重越来越容易。美国国家体重控制注册系统的研究显示，通过长期节食和运动减轻体重并保持两年的人的意志力得到了加强，他们养成了良好的生活习惯，因而减肥成果会保持得更久，因为这些行为已经固化为习惯（硬连线）。减肥成功确实是意志力战胜脂肪的过程。

第 12 章
脂肪控制之二：我该怎么做

我之所以想理解脂肪背后的秘密基于一个简单的理由：为什么我的身体这么擅于留存脂肪。我已经见识到脂肪顽固、持久的一面，同时它还非常复杂，故意阻挠减脂进程。我的所见所得使我萌生了用科学方法了解脂肪真面目的想法，想知道为什么它在不同的人身上表现得如此不同。

我进行专门的研究，采访了数十位知名科学家，并与肥胖症患者交谈。很快我就有了初步认识，并分析自己的情况做出改变。是什么因素使我这么容易增肥，减肥却如此艰难？

我认为我的体重与遗传因素有很大的关系。我的母亲一辈子都在和体重做斗争，付出了超常的努力。她从没有患上肥胖症，但与我一样，中年时她的体重比理想的体重重一二十千克。我记得有段时间她几乎不吃东西，只在早餐时吃两个鸡蛋和两片吐司面包，喝一杯茶，然后最多在晚餐时再喝一杯茶。这是她自己版本的蛋白质、碳水化合物平衡饮食，也是她自己版本的间歇性禁食法。这种方法有一点作用。她从来没有过于肥胖，偶尔降低一点体重。然而她也没瘦下来过，也从来不曾真正加入过"能吃的朋友圈"。这是成功减肥的兰迪对周围人群的称谓。我记得母亲做了一大桌子菜，她自己却一点都不吃，我为她感到难过。

我很小的时候就知道自己遗传了易胖体质。我的体型和长相像母亲，因而新陈代谢和脂肪的运作方式像她也不足为怪。

我的祖先也有体重问题，他们是印度东部人。你认为我的祖先经历过艰苦的环境吗？当然有。印度自 11 世纪以来遭受过无数饥荒。因此，我应该也有类似于皮马印第安人的节俭型基因，这种基因有助于增加体重。会不会是 SMAM-1 病毒呢？这种会导致肥胖症的病毒首先在印度被发现。我们现在还不知道它是否会在人与人之间传染，也不排除这种可能性。

我还发现家庭成员间可以共有某些微生物菌群。处于不同环境的人们的肠道菌群是不同的，母亲可将其传给刚出生的婴儿。这些菌群会逐步具有从当地食物中提取营养物质的能力，帮助人们适应那里的环境。因此，可能我的印度血统在恶劣的环境下形成了非常高效的微生物菌群，能分解食物中所有的营养物质，并将其存储为脂肪。可以说我的身体基本不浪费食物，没有太多食物被分解为残渣。吃进去的基本上都留了下来。

遗传因素决定了我不易保持苗条身材，而体内的两个 X 染色体使我的减肥变得更加困难。我的丈夫是爱尔兰和意大利混血，他上大学时一天吞下上万千焦热量的食物却能保持苗条，我绝不可能像他这样进食。我是不会和他一起吃睡前甜点的。亲爱的，你只能自己吃完整份甜点啦。

事实证明，过去减肥的方式也会对脂肪产生影响。我曾经像悠悠球一样多次减肥而又反弹。我第一次减肥是在 12 岁的时候，20 多岁时我总是减掉四五千克又反弹回来。这对我的脂肪有什么影响呢？不断的反弹使脂肪变得更强大、更有耐力，也更熟练。正如鲁迪·利贝尔、迈克尔·罗森鲍姆和约瑟夫·普罗耶托的研究所示，一旦体内出现脂肪并试图减少它，身体会采用多种机制来恢复它原来的状态。我以前的减肥经历导致新陈代谢比没有减肥前更慢，肌肉变得更高效，消耗更少的热量。我总是觉得饿。正如功能性磁共振成像所示，那些曾经减过肥的人对食物的反应更强烈，想进食的念头经常飘过我的脑海。

激素也是影响因素之一。我的身体对糖非常敏感，只吃一小块甜点就能让我增加 0.5 千克体重。胰岛素正常运作，将这些热量完全储存为脂肪。这使血液指标看起来不错，在每年的体检中甘油三酯的指标基本正常，但我的牛仔裤码数越来越大。我从来不吃含糖的酸奶、冰激凌和麦片，尽管我的朋友们吃这些食物也能保持苗条。正如迈克尔·詹森所说，这种储存脂肪的能力使血管保持清洁，但它阻碍了我的减肥进程。

在我 40 多岁时，脂肪形成激素的能力慢慢减退，我的生长激素、睾酮和雌激素水平下降，使新陈代谢率降低，瘦体重减少，减肥变得更加困难。减掉四五千克再反弹已经是过去的事了，现在我已经增重近 13 千克，而且懒得减肥。

综上所述，我的基因、性别、年龄、激素水平以及像悠悠球一样的减肥史都对减肥不利，体内的微生物可能也起同样作用。所有这些因素结合在一起，使脂肪逐渐堆积在体内，我的多次减肥尝试也变得越来越难。显然我的脂肪很聪明，它们知道如何在逆境中求生存。即使我吃得比健身教练要求的还少得多，也只能减掉一点体重而已。我处于钟形曲线的最底端，为了保持身材，我吃的要比大部分人少得多。

经过研究，我还了解到哪些问题没有发生在我身上。我没有明显与肥胖症相关联的基因变异（如 *ob* 基因等）。如果我有易于增脂的基因变异（如 FTO 基因，见第 7 章），体重控制将更加困难。我的激素分泌基本正常，这是研究开始时我担心的事。除了随年纪增大普遍出现的激素水平下降、新陈代谢减慢问题之外，我没有其他严重的健康问题。我没什么大问题，只是不容易减肥。

嗯，我现在对脂肪有了更深入的理解。做完所有这些研究后，我学到了很多相关知识。下一步我该怎么做呢？

奋起抗争！这是我的灵魂与脂肪的斗争。大自然赋予我亲脂的身体，但也给了我钢铁般的意志。我一直是说到做到的人，未来也不会改变。如果身体能聪明地储存脂肪，我会用更聪明的方法减掉它。如果脂肪坚定地留下来，我要用更大的决心让它离开，用意志力战胜脂肪。一旦我的决心已下，脂肪不可能赢得这场战斗。

这不是说我没有学会爱脂肪。我爱脂肪。事实上，我终于体会到脂肪这些年到底经历了什么。我暴饮暴食，然后开始减肥，随后又饮食过量，而我的脂肪只是默默地承受这一切。它们在婴儿期保护我，开启我的青春期，促进生殖系统发育，在我哺育孩子时脂肪分解参与乳汁分泌，而现在脂肪在我体内，需要的时候可以作为抵抗病魔的缓冲区。

虽然我很感激脂肪，但随着年龄增长，脂肪越来越多是不健康的。向它坚定地说"不"也是爱它的一种体现，就像对一个被宠坏的孩子一样。我爱你——脂肪，但如果你不长驻在身体里，对我俩都好，至少不是以你现在这种状态。

因此，现在……我和脂肪在战斗。我们斗争、谈判、争夺胜利。这不像经历婚变，那样双方的心情都很复杂。不过在早期与脂肪的斗争中，它一直占优势。现在有什么区别呢？如今的我可以洞悉脂肪玩的每一个把戏。有了关于脂肪的知识，我坚定了和它战斗下去的决心。我的基因对脂肪有利？激素水平降低了？新陈代谢更慢了？好吧，我吃少一点，比以前吃得更少。

我开始间歇性禁食。如果我的基因适合在饥荒时期生存，就创造这样的机会。我在早上 8 点吃一份仅含 840 千焦热量的早餐，午餐热量约为 2000 千焦，下午 3 点再吃一份 840 千焦的下午茶。这些饮食的配比基本是同等分量的碳水化合物和蛋白质，再加 20% 的脂肪。我尽量不吃糖和精制碳水化合物。我不吃晚餐，这样每天禁食时间大约有 17 小时。如果晚上太饿，我会吃一把坚果或者一小片奶酪，喝一杯热花草茶。就是这样啦。如果有必要分散注意力，我就看看电视或者和孩子们玩玩游戏。每天起床后，我就严格按这个计划执行。

这样做并不容易。每天晚上我为孩子们做晚餐，自己却不吃，他们觉得很奇怪。这话听起来有点耳熟，是吧？在我小时候妈妈就是这样做的，当时我就是这种感觉。不过我并不觉得难过，反而感到自己的强大。我在给脂肪上一课，每天测量体重。两周内我减了 1.4 千克。我希望能减得更多，不过我学会了循序渐进。

我慢慢培养了新的习惯，感受到自己变得强大。尽管在此后的几周里我只减了几斤，仅此而已。体重就像个跷跷板，今天重一斤，明天减两斤，后天又重了一斤。这种情况持续了大概一个月。我总共只减了 1.8 千克。脂肪想玩点狠的？好吧，我又加入了运动训练。

正如迈克尔·丹辛格博士所说的（见第 10 章），不运动是很难减到目标体重的。我开始在早上禁食状态下跑步。我认为这个时候跑步比饭后运动效果更好，在加强葡萄糖代谢的同时防止脂肪堆积。我开始每隔一天跑步 30 分钟。现在我又进步了，一周内我减掉了 0.9 千克。在不跑步的日子我又加入了 30 分钟力量训练，每周 3 次，又多减了 0.5 千克。体重减轻的过程缓慢，我告诉自己这是在增肌。此后两周体重保持稳定。7 周内体重总计减掉了 2.3 千克。加油！

虽然一切还在继续，我的饥饿感更强了，对吃过度着迷。正如安塞尔·基斯的研究所示（见第 11 章），我会注意周围与食物相关的一切：电视、杂志、所有在我周围进食的人。我甚至会注意到以前反感的食物，如动物内脏和洋葱。上床睡觉的时候，我都会想着食物。我丈夫喜欢我养成的新习惯——每晚临睡前大谈我想吃的食物。这些食物每天都不同，奇怪的是我不想吃甜食，只是想吃一些能填饱肚子的食物，如比萨、班尼迪克蛋[1]、鸡肉可丽饼、培根鳄梨火鸡三明治等。这真是一个幻想世界。我的脂肪控制我的意识，用前所未有的方式与我对抗。由于禁食期间瘦素水平急剧下降，而且生长激素主要在晚上分泌，我产生了强烈的饥饿感和对食物的幻想，但我的态度很坚决。

---

[1] 班尼迪克蛋是美国的一种简易早餐的名称——译注

脂肪，你是不会得逞的，一切尽在我的掌控之下。幸运的是，睡眠状态下瘦素水平回升，当我睡醒时食欲消失了，前一天晚上对食物的渴望不见了，仿佛它们只是出现在梦里。

为了走出平台期，我开始在电子表格上做详细的食物记录。我计算每一种食物的热量。我每天摄入的热量不会超过 4200 千焦。这是美国国家糖尿病消化系统疾病和肾病研究所对低热量饮食的定义，比低热量饮食更低一级的是极低热量饮食，即每天摄入不超过 3300 千焦的热量。我的脂肪实在太顽固了，我不得不采用这种极端的低热量节食法，尽管并没有太多人用这种方式减肥。

由于每天测量体重，我可以根据体重计的读数分析摄入的食物与体重的关系。我发现某些碳水化合物比其他食物对我的影响更大。比萨就是一个大问题，即使我只吃午饭，不吃晚饭，但只要吃一片比萨，我就能长 0.5 千克。因此，这种我喜欢的食物上了黑名单。饼干是另一个问题。那个月我每天下午 3 点吃一块饼干。（我是爱吃甜食的女性，你还能期待什么？）结果呢？我的体重增加了 0.7 千克。你相信吗？增加的体重可能部分是水，但也不全是水。因此，现在饼干也上了黑名单，一个月都不吃一块。奇怪的是，我吃几块巧克力反而没事，喝香草拿铁和热巧克力饮料也可以。太好了，现在想吃甜食时可以有新的选择了。这种状况我可以忍受。

哦，顺便提一句，按照目前流行的理论，我的节食方法应该是完全行不通的。想想我们听过多少次以下论调：进食可以加速新陈代谢，为了减重，你需要摄入足够的热量。这是减肥教练经常提到的观点，在《超级减肥王》中也经常听到这种论调。当我的私人教练要求我用这种方法训练时，我的体重增加了。事实上，即使我按计划每天训练 2 小时，若想减掉脂肪，我每天摄入的热量也不能超过 5000 千焦。

不过我发现间歇性禁食（在部分时间保持饥饿状态）有利于减肥。你可能打败脂肪。我们有多少次听到不能吃糖和碳水化合物的警告呢？但我发现以某种方式吃适量的糖和碳水化合物时体重并没有增加。正如埃兰·塞格尔博士的研究所示（见第 10 章），每个人对不同食物的反应是不同的。

现在我开始写饮食日志，弄清楚究竟哪种食物能让我减肥。微生物菌群的相关研究表明，沙拉是种不错的减肥食品，它可以加快体重下降的速度。绿叶蔬菜中的粗纤维不易消化，即使对细菌也是如此。因为菠菜和羽衣甘蓝便宜，我选择它们作为促进体内微生物菌群生长的食物。我肠道内的菌群分布可能因此改变，使身体变得更瘦（见第 6 章）。我避开高热量食物，吃更多的生蔬菜，我的微生物菌群从食物中摄取的热量减少，将更多食物残渣排出体外。

不过还有一个问题，我似乎不能在吃一份沙拉之后就感觉饱了，即使我再加一些蛋白质和脂肪。我发现自己不断地想到食物，思考我还有什么可以吃。后来我想到一个办法，在沙拉之后增加一点碳水化合物，比如一个全麦面包或者几粒小熊咀嚼糖。瞧！饥饿感消失了，我想我知道原因：一项研究表明胰岛素对摄入的食物有抑制作用。我想是食用这些咀嚼糖而分泌的胰岛素刚好让我感觉到饱（这也解释了当我采用极低碳水化合物饮食计划时经常感到饥饿的原因）。我的小伎俩奏效了。吃了这些珍贵的碳水化合物几分钟后，我不再想着食物，而是回去工作了。

我的体重还在减轻，但速度缓慢。5 周后，我又艰难地减掉了 1.8 千克。即使参加减肥训练，进行间歇性禁食，控制每天摄入的热量不超过 4200 千焦或者更少，减少碳水化合物摄入，注意健康饮食，幸运的话我一周才能减掉 0.5 千克。那些晚餐少吃点就能减肥的朋友告诉我他们一周能减掉 1.4～1.8 千克，但我做不到。不过我也不会为自己感到难过，这只会更坚定我战胜脂肪的决心。

在第 13 周的时候，我又到了平台期。我几乎不吃东西，还参加训练，但两个月时间总共只减掉 4.5 千克。我将跑步时间延长到 40 分钟，增加了高强度间歇训练（见第 10 章）。我在每隔一天的 40 分钟跑步时间里穿插了

8组4分钟的高强度间歇训练，每组训练包括20秒的高强度运动，紧接着做10秒的低强度运动。体重又开始下降了，一周时间内体重又下降了0.9千克。我赢了。

以上进展都还不错。第二个月我又减掉2.3千克，总共减了6.8千克。不过年底到了，各种节假日里免不了有公司聚餐、家族聚会。我在感恩节那天吃了晚餐，第二天晚上又吃了剩下的食物。

连着吃了两天山核桃馅饼，哦，不。我可能掉入节食者危险的二分法思维陷阱，即他们认为节食要么成功要么失败，没有中间路线。这种思维方式会导致一次又一次的失败（见第8章和第10章）。但我注意到了这一点，强迫自己回到正轨，一定要做到。感恩节后的那个周六我跑了50分钟，周日开始间歇性禁食。这起到了效果。不过圣诞节马上又要到了。

节日一般是一个长长的平台期。这些节日一年只有一次，往往有太多的甜点、美味的食物等着你。我身陷其中，放纵自我，但我居然一点都没有变重。这就是设定点理论的好处：只要身体尽其所能减掉体重，它也会努力保持体重不增加。身体只是试图维持一个体重的设定点。我现在开始喜欢脂肪的这些小伎俩了。

来年一月，我回过头来认真总结减肥计划：间歇性禁食（下午3点后不进食）；每隔一天跑30 ~ 45分钟，中间穿插高强度间歇训练；另外一天则做举重训练，促进肌肉生长和生长激素分泌。我的早餐包括一片面包和一些蛋白质。如果赶时间的话，就吃一根能量棒。午餐是一份鸡肉沙拉和一个全麦面包，下午3点左右喝一点汤或者中午吃剩的沙拉。这就是全天的食谱。我认真执行这一饮食计划，每天最多摄入4200千焦的热量。

体重再一次下降，但速度更慢。我注意到现在我的决心没有那么坚定了，在节假日的时候我似乎都要放弃了。危险的二分法思维陷阱在向我招手。虽然还在按原计划减肥，时不时原谅自己犯的小错，但每次犯错后我还会重返计划，但我的脂肪在节假日时变得更加聪明。我自认不是像悠悠球一样饥一顿饱一顿，但进食不规律显然有影响，脂肪利用我的弱点坚守阵地。正如以前一样，运动没什么效果，间歇性禁食的作用也不大。我的代谢速度可能进一步降低，运动中肌肉变得更有效率。该死！这就是放纵自己的后果。

除此之外，我还因跑步造成腹股沟拉伤，这提醒我不再是 20 来岁的年纪。谢谢你，身体。现在腿痛到不能走路，但我没对自己心慈手软。我改用椭圆机训练，并且继续原来的高强度间歇性有氧训练。整个一月和二月的前半个月，我的体重没有变化。虽然心情有些失落，但我没有放弃，还在按原来的方案执行。

最后，二月的第三周我又减掉 0.9 千克。体重又一次减轻了，但这个月我只减掉了 0.9 千克。脂肪真的是在奋力战斗。我现在变得漂亮、状态良好，总共减掉 7.7 千克。我应该停下脚步吗？不，我还想再减 5 千克。我的计划再次升级：吃更少的碳水化合物。谢谢你，胰岛素，你变得更有效率，让血液中的甘油三酯和流动的营养物质减少，但我现在让你不要将任何多余的热量存入脂肪。我已经有一段时间没有吃促进胰岛素分泌的食物了，除了在吃沙拉后偶尔会吃几口严格定量的碳水化合物。现在午饭时间不会偶尔用三明治替代沙拉，也不可能再偷偷咬一口松饼或者饼干。都没有了。我将禁食时间延长到 19 小时，即只有上午 10 点到下午 3 点可以进食，而且认真完成训练任务，运动也不能落下。

运动的一个好处是激素水平似乎得到了提升。我的精力变得更好、更乐观，性欲也比以往几年都强。这一定是睾酮的作用。运动后我看起来不像以前那么累了，恢复时间也更短。我估计这是生长素的作用。我的肌肉更结实，力量也更强了。哎呀，这种减肥方法非常耗时，而我还时常想念食物。

脂肪又开始非常缓慢地退缩了。如果我继续按原计划进行，我一周还可以再减掉 0.2 千克。

当我向人们谈及我的节食计划时，大部分人都认为我疯了。他们告诉我体重不能减轻是因为处于饥饿模式，导致身体消耗更少的热量。还有人说，即使我吃的碳水化合物如此之少，也还是太多了。还有的人说我在说谎，这条我喜欢。没有人可能吃这么少还瘦不下来。这些话我听腻了，也不需要再被这些自称"专家"的人评判。人们建议的减肥方式我都尝试过一遍，但没有一个奏效，现在我要按自己的方法来做。

顺便说一句，如果你认为我的节食计划不可思议，看看一些模特和明星们为了保持身材而制定的食谱吧，他们向我们展示了什么是完美的形象。

模特纳塔利·沃佳诺娃和基拉·季赫佳尔以及演员派翠西亚·希顿、马西娅·克罗斯、马修·麦康纳这些人就是上文提到的采用极端措施保持身材的人。他们有些人连续饿好几天，有些人用棉花球蘸点果汁充饥（这当然对微生物菌群不利），有些人喝泻药或肠道清洁剂减肥。有些人每天摄入的热量不超过 2100 千焦。在一次采访中，51 岁的派翠西亚·希顿说，她为了减肥一整天不吃饭，只喝 3 瓶水。更糟的是，一些模特为了保持身体还吃些合法或者不合法的药物。要效仿这些偶像明星的节食法吗？不，谢谢。相比较而言，我的节食法（即每天摄入 4200 千焦热量、部分时间禁食）就像饮食过量了。我还是采用自己的节食计划为好。

我又忍受了 3 个月的饥饿，坚持按计划运动，像德国工程师一样严格进行时间管理。结果怎么样？到了夏天，我终于又减掉了 4.5 千克。我赢了。脂肪从我的身上撤退了，紧身牛仔裤又变得合身了。这是一场意志力的较量，以我的胜利结束。你知道吗？脂肪看起来没有不高兴。随着时间的推移，我不会经常感到饿了。即使我偶尔越界，体重也不容易反弹。我的身体发生了改变，似乎适应了晚上的禁食习惯。我能感受到下午 5 点左右它就做好了准备，即将进入禁食时间时我感觉到身体的平静。现在正常吃晚餐的话，身体反而不适应了。当我吃了一顿生日大餐或者参加商务晚宴后会感觉不舒服。睡觉前我还会想吃某些食物，但这种欲望没有以前那么强烈了。饥饿时想想节食的重要性，忍一忍就过去了。

当开始节食时，我痛恨运动，这是一件苦差事。现在不运动反而浑身不自在，不上跑步机就觉得少点什么。身体已经适应了新的生活规律。脂肪的作用被削弱，而它也适应了这一点。我的体重达到了一个新的设定点。

我没有被来之不易的成功蒙蔽双眼。脂肪只是在耐心等待，如果我多次越界，它随时准备回来。要保持体重，节食和训练计划不能中断。这和美国国家体重控制注册系统中跟踪的那些调查者的情况类似。我还会每天记录食谱，因为这可以让我更加注意热量的摄入。我可能会将禁食期缩短为每天 7 小时，但我还是比大部分中年人吃得更少，运动得更多。这是由我的身体需求决定的，但我不以为苦。脂肪和我现在彼此尊重、和平共处。

任何人想要管理脂肪，我的建议是不仅要有足够的决心和毅力，还应以开明的态度理解你的脂肪。你比同年龄段的人更胖或更瘦，这是由多方面因素造成的。通常人们认为饮食过度导致肥胖，但这只是其中的一个原因。这本书读到这里你会了解到遗传因素、细菌、性别、年龄、族群的生存史、激素以及过往的饮食习惯都会对体重产生影响，有助于或者不利于体重的减轻。如果有多余的脂肪在体内堆积一年以上，它们会控制身体资源，你可能要付出超常的努力才能减掉它们。

不要害怕，你可以做到。我和其他成功的节食者们用活生生的事例证明了个人意志的强大，意志力是可以战胜脂肪的。调动你的热情、战斗的意志，利用你的怒火、复仇心以及所有因脂肪而起的愤怒情绪与脂肪战斗。脂肪是个大骗子，而你要用全部的意志力赢得这场战斗。

不过，在这场与脂肪的战斗中不要忘记爱它、尊重它。当体内堆积大量脂肪时，脂肪可能变得自以为是，但它依然在身体里发挥着重要作用。一旦将脂肪量降到健康水平，脂肪回到应有的位置，它会为你服务，维护你的健康。

第 13 章

脂肪的未来

　　自从特奥多尔·格布利、戴维·里滕伯格、鲁道夫·舍恩海默和其他科学家在 20 世纪前后研究发现脂肪分子的性质特点后，又出现了很多脂肪方面的新研究成果。人们对脂肪的了解有了如此巨大的改变，谁知道以后还会发现什么？正在进行的研究告诉我们，脂肪的功能远远超过了我们的预期。

　　最近的研究发现，脂肪组织可储存干细胞，它们像变色龙一样，可以分化成神经细胞、肌肉细胞、骨骼细胞和脂肪细胞。自然界创造干细胞的目的是确保在需要时这些细胞可以合成体内最重要的组织，引人注目的是脂肪也是这些最重要的组织之一。脂肪不仅可以由干细胞生成，还可以储存这些干细胞。

　　脂肪干细胞的发现让科学家感到惊讶。长期以来人们知道胚胎中存在能生成组织的干细胞，在成人的骨髓中还存在一种能力相对较弱的干细胞。然而，科学家帕特里夏·祖克和她的团队于 2001 年在加州大学洛杉矶分校仔细地观察从接受吸脂术的患者的臀部、胃部抽取出来的脂肪，进而发现了脂肪干细胞。只需要 220 克脂肪就可能产生 5 千万到 1 亿个干细胞。祖克说："大多数人认为脂肪是无用的，但我们发现它携带大量重要的干细胞，这些细胞可以形成许多不同组织。以前没人发现这一点，新闻界对此表现出强烈的兴趣。脂肪可以用于治疗，人们对这一点感到震惊。"

脂肪干细胞存在于脂肪中，脂肪广泛分布于人体之内，它可以使身体在需要时更新重要组织。采集的脂肪干细胞可根据需要再生为软组织，或分化为可生长的骨骼、肌肉和软骨。脂肪这个曾经饱受诟病的器官最终可能成为治疗损伤、烧伤甚至肿瘤病人更换组织的关键。

自从祖克于2001年发现脂肪干细胞以来，有关这些细胞应用的研究越来越多。2004年斯蒂芬·伦德克尔博士将脂肪干细胞用于修复一位颅脑严重损伤的7岁女孩的头骨。几年后，得克萨斯州安德森癌症中心的埃克哈德·阿尔特博士对患有心脏病的猪进行脂肪干细胞研究，仅仅8周后，接受干细胞治疗的猪的心脏功能比没有接受治疗的猪更好。脂肪干细胞研究多次表明它具有加速愈合创面的能力。例如中国的研究人员分别给糖尿病大鼠和正常大鼠注入脂肪干细胞，结果发现大鼠体内分泌大量生长因子，细胞的愈合能力明显提高，从而帮助皮肤再生。

得克萨斯州前州长里克·佩里于2011年用脂肪干细胞治疗背部疼痛引起轰动。研究人员从他的脂肪中提取脂肪干细胞，经过实验室培养后，通过手术注回他的体内。他的办公室主任称他对治疗结果很满意，他的身体迅速恢复。然而这一程序未经美国食品药品监督管理局批准，引起各方争议。

脂肪干细胞还被用在整形手术中，这一点也不奇怪。佛罗里达州永恒美学研究中心的创始人、整容外科医生沙伦·麦克奎蓝博士告诉《迈阿密先驱报》记者："我们可以在人们的面部肌肉上覆盖一层来自于脂肪的青春面孔，你再也看不到上面的鱼尾纹。"63岁的唐娜·阿诺德的整容手术由麦克奎蓝博士主刀，他从阿诺德的腰部抽取脂肪，再将其注入她面部的多个部位。阿诺德说："皱纹不见了，我感觉比以前更健康、状态更好。我又回到每天运动、好好照顾自己的日子。"

这个手术不是仅转移脂肪，它的效果不像脂肪填充手术会随着时间而消失。脂肪干细胞被认为可塑性更强，它能分泌大量生长因子，在更长的时间里保持预期效果。

脂肪不仅可以提取干细胞，还有其他作用。棕色脂肪可能最终作为减少不健康脂肪的一种治疗手段。波士顿乔斯林糖尿病中心的克里斯汀·斯坦福博士将一只小鼠的棕色脂肪植入一组超重小鼠的腹腔内，对照组的超重小鼠腹腔内则植入了白色脂肪。12周以后她观察两组小鼠时发现，植入棕色脂肪的小鼠的胰岛素敏感性比对照组更高，体重更轻，消耗的热量更多，而这两组小鼠所吃的食物是完全一样的。斯坦福说："这个研究进一步证明，棕色脂肪组织是非常重要的代谢器官，可能作为肥胖相关疾病（如糖尿病、代谢综合征和胰岛素抵抗等）的一种治疗手段。"

现在科学家甚至把干细胞和棕色脂肪的作用联系在一起。悉尼加文研究院的保罗·李博士是一位内分泌学家，他一直在研究从脂肪中提取的干细胞转化成棕色脂肪的能力。李和他的团队已经能够在体外培养人体棕色脂肪。未来将棕色脂肪重新注回体内可能成为燃烧白色脂肪的一种方法。李博士说："我们知道几乎所有人体内都存在棕色脂肪，或多或少都有。如果条件合适的话，我们可以刺激体内棕色脂肪的生长。研究人员未来也可能从人体内采集棕色脂肪细胞，在实验室中培养后再将其植回体内以增加棕色脂肪的数量。"用可生长的棕色脂肪取代白色脂肪，这听起来似乎有些让人匪夷所思，但科学家们认为这也许是可行的。

还有一些试图用自然手段激活棕色脂肪的方法。李博士曾经做过一些试验，这些试验让受试者处于寒冷的环境下，直到他们身体发抖。李博士发现这些受试者的鸢尾素（一种由肌肉分泌的蛋白质）水平和FGF21（一种由棕色脂肪分泌的蛋白质）水平明显升高。研究发现，在实验室环境下这两种蛋白质共同作用，可在6天后将白色脂肪细胞转化为棕色脂肪细胞。人体持续颤抖10～15分钟后，受试者所分泌的鸢尾素水平等同于做1小时中等强度运动后的水平。李博士说："我们估计运动可以达到打冷战的效果，因为在两种过程中肌肉都会颤抖，而因运动刺激而分泌鸢尾素可能是从打冷战进化而来的。"还有谁去打网球吗？要不要大家都来试试冬泳？

新的脂肪研究加深了我们对脂肪的认识，即它与我们的大脑、免疫系统、骨骼、基因、微生物菌群甚至干细胞是相互关联、相互影响的。随着研究的深入，科学家们很可能会有更令人惊讶的发现。

但是，尽管所有的认识令人兴奋，但对超重人群的治疗并没有太大改变，人们依然对肥胖症患者持有偏见。人们仍然认为体内脂肪过多的人缺乏责任感、软弱、饮食过量，对减肥付出的努力也没有充分的认识。大家普遍认为减肥只要消耗的热量大于摄入的热量即可，而忽略了有关脂肪的科学知识，即它可能用多种手段捍卫自己的地位。

现在医生们会用同情和善解人意的语气告诉患者他们有患上肥胖症的危险，直截了当地建议他们减少热量摄入，然后再把他们送走，但一次谈话可能永远不会让他们下决心减肥。

在医学界发现糖尿病复杂的发病机理前，对患者的治疗方法很简单。1922 年胰岛素被发现，此前医生没有好的治疗手段。患者出现多种症状，如尿液中葡萄糖含量高，由于没有合适的治疗手段，患者会慢慢死去。弗雷德里克·艾伦是 20 世纪初期的医生和研究学者，他第一次发现糖尿病并不仅仅是血糖高——这是一种代谢紊乱症。他创造性地通过控制热量摄入来治疗糖尿病：主要摄入蛋白质和脂肪，只摄入少量的碳水化合物。许多患者采用了这一方案，他们比原来预计的多活了几年。

从此以后，治疗糖尿病的方案发生了很大变化。当患者被诊断患有糖尿病后，会有一个医疗团队为他服务。这一团队成员包括初级保健医生、内分泌科医生、营养师、眼科医生、足科医生和牙医，他们将帮助患者共同应对这一疾病，治疗和控制它引起的各种症状。患者依然要对疾病进行自我管理，但有一个专业团队为他提供支持。

在治疗肥胖症方面我们还处于初期阶段，但可以设想有一天肥胖症患者也能像糖尿病人一样得到重视，在一个专业团队的帮助下接受治疗。

肥胖症患者不断增加，导致相关的保健费用也不断攀升，因此监管部门的官员开始改变对脂肪的态度。2013 年美国国会起草了《治疗和减少肥胖症法案（草案）》，这个草案建议将治疗肥胖症的行为疗法列入医保报销范畴，相关药物也列入医保范畴。同样在 2013 年，美国医学会认定肥胖症是一种需要进行医疗干预的疾病。学会会员帕特里斯·哈里斯说："将肥胖症认定为一种疾病有助于改善美国目前的肥胖症高发状况，现在大约 1/3 的美国人受到肥胖症的困扰。"这使肥胖症纳入医保范畴有了新的依据。

所有这些都是好消息，但这些行动并不能阻止肥胖症的发生。维持自己的体重比减轻体重容易得多。即使执行新的健康法案，大部分医疗保险也只能覆盖那些 BMI 值达到或超过 35 的特别肥胖人群，报销他们治疗肥胖症的费用。许多超重人群为了达到报销费用的标准还得先增加体重。如果体重确实增加到这一标准，减脂将变得更加困难。因为这时脂肪已经存在于体内，它做好了长期生存的各种准备。这一阶段借助医疗手段减肥风险大、成本高，获得成功的可能性也更低。

我们更应该将资金用于肥胖症的预防。肥胖症的高危人群（如有肥胖症家族史的人群）在营养师和教练的指导下进行早期干预可能更易见到成效，这将省下数十亿美元的花费。人们迟早会意识到这个事实。

如果我们做到这一点，是否将不再受脂肪困扰？它是否能像肌肉和骨骼一样仅仅是身体的一个器官？很难想象人们不再对脂肪又爱又恨时世界会变成什么样子。也许有一天人们终将为脂肪正名，承认它是一个仁慈且易适应的器官，正如它本来的样子。令人惊叹的科学研究已经展示了脂肪的多重功能，我们的目标是通过脂肪管理将它的潜能充分发挥出来。

致谢

为完成本书很多人付出了大量的努力，在此我要感谢这些为本书提供专业意见和帮助的人们。

首先，我必须感谢我的丈夫，他是第一个相信本书能写成的人。感谢他不断地鼓励我，帮我照顾家人，让我有时间开展研究、发愤写作。没有他的话，这本书不可能完成。

其次，我想感谢我的经纪人理查德·派因，他是文学圈中第一个相信这本书能写成的人。我还保存着我们之间的第一封电子邮件，上面写道："让我们一起工作吧。"从那封邮件开始，一切都发生了改变。他是一位导师和知己，给我提供了很多帮助。我还要感谢英克维尔管理团队的每一个人，包括伊莱扎·罗斯坦、林赛·布莱辛和威廉·卡拉汉。

汤姆·迈尔是本书（原著）的编辑，他为了让这本书尽善尽美做了大量工作。与他合作是一件幸运的事。W.W.诺顿出版公司的其他同事也对本书有贡献，包括瑞安·哈林顿、梅瑞狄斯·麦金尼斯、艾琳·L.西内斯基和萨拉·博林，还有比尔·托内利、比尔·菲利普斯、戴维·贝尔、乌尔希特·帕瑞克、劳拉·哈米尔。罗伯特一家也为本书提供了有见地的编辑和营销建议。与你们一起工作让我学到了很多东西，也对我未来的工作有益。

再谈到家庭，我还要真心感谢两位可爱的女儿，她们对我长时间待在办公室中写作表现出极大的耐心。我希望有一天她们会读到这本书，我为她们做出的牺牲感到骄傲。现在我们终于可以有时间一起玩一下了！

当然，我还要感谢我采访的所有科学家、医生和患者，谢谢他们向我分享他们的故事。他们的故事让这本书增色不少，也让这本书变得更加生动、真实、可信。他们中的许多人还参与审核和编辑相关采访内容，不但保证了文字的准确性，还补充了信息和引用文献。每一位致力于研究和理解脂肪的人们，世人会感谢你们所做的一切！

参考文献

序：紧身牛仔裤

Monica Rizzo, "Countdown to Glam!", *People*, March 3, 2008. Valerie Bertinelli, *Losing It: And Gaining My Life Back One Pound at a Time* (New York: Atria Books, 2008).

前言：改变对脂肪的态度

Barbara Walters interview with Newt Gingrich on The 10 Most Fascinating People of 1995, ABC.

U.S. Department of Homeland Security, *Budget-in-Brief: Fiscal Year 2014*.

"A Quarter of Germany Is Obese: Experts", *The Local*, August 7, 2013.

"Obesity Update: June 2014", Organisation for Economic Co-operation and Development.

Peter Stearns, *Fat History: Bodies and Beauty in the Modern West*, 2nd ed. (New York: NYU Press, 2002).

Thomas Cation Duncan, *How to Be Plump: Or Talks On Physiological Feeding (1878)* (Whitefish, MT: Kessinger Publishing, 2010).

Elena Levy-Navarro, ed., *Historicizing Fat in Anglo-American Culture* (Columbus: The Ohio State University Press, 2010).

Lois W. Banner, *American Beauty: A Social History . . . Through Two Centuries of the American Idea, Ideal, and Image of the Beautiful Woman* (New York: Alfred A. Knopf, 1983).

Hillel Schwartz, *Never Satisfied: A Cultural History of Diets Fantasies and Fat* (New York: The Free Press, 1986).

J. L. Hargrove, "Does the History of Food Energy Units Suggest a Solution to 'Calorie Confusion'?", *Nutrition Journal* 6, no. 44 (2007): 1–11.

Jim Painter, "How Do Food Manufacturers Calculate the Calorie Count of Packaged Foods?", *Scientific American*, July 31, 2006.

W. C. Cutting, D. A. Rytand, and M. L. Tainter, "Relationship Between Blood Cholesterol and Increased Metabolism from Dinitrophenol and Thyroid1", *Jounal of Clinical Investigation* 13, no. 4 (July 1, 1934): 547–52.

"Woman Died After Accidental Overdose of Highly Toxic Diet Pills", *The Guardian*, July 23, 2015.

Barbara Walters interview with Oprah Winfrey on *The 10 Most Fascinating People of 2014*, ABC.

第 1 章　脂肪的作用超乎我们的想象

Asim Kurjak and Frank A. Chervenak, eds., *Textbook of Perinatal Medicine*, 2nd ed. (Boca Raton, FL: CRC Press, 2006), p. 6.

C. M. Poissonnet, A. R. Burdi, and S. M. Garn, "The Chronology of Adipose Tissue Appearance and Distribution in the Human Fetus", *Early Human Development* 10, nos. 1–2 (September 1984): 1–11.

D. Haslam, "Obesity: A Medical History", *Obesity Reviews* 8, no. S1 (2007): 31–36.

A. Hassall, "Observations on the Development of the Fat Vesicle". *Lancet* (1849): 163–64.

G. Frühbeck, J. Gómez-Ambrosi, F. J. Muruzábal, and M. A. Burrell, "The Adipocyte: A Model for Integration of Endocrine and Metabolic Signaling in Energy Metabolism Regulation", *American Journal of Physiology—Endocrinology and Metabolism* 280, no. 6 (June 2001): E827–47, p. E828 first paragraph.

K. J. Ellis, "Human Body Composition: In Vivo Methods", *Physiological Reviews* 80, no. 2 (April 2000): 649–80.

R. Schoenheimer and D. Rittenberg, "Deuterium as an Indicator in the Study of Intermediary Metabolism: VI. Synthesis and Destruction of Fatty Acids in the Organism", *Journal of Biological Chemistry* 114 (1936): 381–96.

B. Shapiro and E. Wertheimer, "The Synthesis of Fatty Acids in Adipose Tissue in Vitro", *Journal of Biological Chemistry* 173 (1948): 725–28.

Rexford Ahima, *Metabolic Basis of Obesity* (New York: Springer Science and Business Media, 2011).

E. A. Oral et al., "Leptin-Replacement Therapy for Lipodystrophy", *New England Journal of Medicine* 346, no. 8 (February 21, 2002): 573.

M. Harms and P. Seale, "Brown and Beige Fat: Development, Function and Therapeutic Potential", *Nature Medicine* 19 (October 2013): 1252–63.

R. Padidela et al., "Severe Resistance to Weight Gain, Lack of Stored Triglycerides in Adipose Tissue, Hypoglycaemia, and Increased Energy Expenditure: A Novel Disorder of Energy Homeostasis", *Hormone Research in Poediatrics* 77, no. 4 (April 2012): 261–68.

E. Overton, "The Probable Origin and Physiological Significance of Cellular Osmotic Properties", *Vierteljahrschrift der Naturforschende Gesselschaft* (Zurich) 44, (1899): 88–135. Trans. R. B. Park, in *Biological Membrane Structure*, ed. D. Branton and R. B. Park (Boston: Little, Brown & Co., 1968), pp. 45–52.

M. Edidin, "Lipids on the Frontier: A Century of Cell-Membrane Bilayers", *Nature Reviews Molecular Cell Biology* 4, no. 5 (May 2003): 414–18.

Pierre Morell and Richard H. Quarles, "Characteristic Composition of Myelin", in *Basic Neurochemistry: Molecular, Cellular and Medical Aspects*, 6th ed., ed. G. J. Siegel, B. W. Agranoff, R. W. Albers, et al. (Philadelphia: Lippincott-Raven, 1999).

"Essential Fatty Acids: The Work of George and Mildred Burr", *The Journal of Biological Chemistry* 287, no. 42, (October 12, 2012): 35439–41.

第 2 章　脂肪能与身体对话

C. T. Montague et al., "Congenital Leptin Deficiency Is Associated with Severe Early-Onset Obesity in Humans", *Nature* 387, no. 6636 (June 26, 1997): 903–8.

Coleman quote taken from: D. L. Coleman, "A Historical Perspective on Leptin", *Nature Medicine* 16, no. 10 (October 2010): 1097–99.

A. M. Ingalls, M. M. Dickie, and G. D. Snell, "Obese, a New Mutation in the House Mouse", *Journal of Heredity* 41 (1950): 317–18.

D. L. Coleman, "Effects of Parabiosis of Obese with Diabetes and Normal Mice", *Diabetologia* 9 (1973): 294–98.

Y. Zhang et al., "Positional Cloning of the Mouse Obese Gene and Its Human Homologue", *Nature* 372 (1994): 425–32. (Erratum, *Nature* 374 [1995]: 479.)

J. L. Halaas et al., "Weight-Reducing Effects of the Plasma Protein Encoded by the Obese Gene", *Science* 269 (1995): 543–46.

S. Farooqi et al., "Effects of Recombinant Leptin Therapy in a Child with Congenital Leptin Deficiency", *New England Journal of Medicine* 341, no. 12 (September 16, 1999): 879–84.

Robert Pool, *Fat: Fighting the Obesity Epidemic* (New York: Oxford University Press, 2001).

第 3 章　脂肪与生活息息相关

Quotes from Frisch are taken from interviews as well as from: Rose E. Frisch, *Female Fertility and the Body Fat Connection* (Chicago: University of Chicago Press, 2004).

Quotes from Dr. Lawrence Vincent are taken from: Rose E. Frisch, *Female Fertility and the*

Body Fat Connection (Chicago: University of Chicago Press, 2004).

R. E. Frisch and R. Revelle, "Height and Weight at Menarche and a Hypothesis of Critical Body Weights and Adolescent Events", *Science* 169, no. 3943 (July 24, 1970): 397–99.

Pam Belluck, "Rose E. Frisch, Scientist Who Linked Body Fat to Fertility, Dies at 96", *New York Times*, February 11, 2015.

R. E. Frisch and J. W. McArthur, "Menstrual Cycles: Fatness as a Determinant of Minimum Weight for Height Necessary for Their Maintenance or Onset," *Science* 185, no. 4155 (September 13, 1974): 949–51.

R. E. Frisch, G. Wyshak, and L. Vincent, "Delayed Menarche and Amenorrhea in Ballet Dancers", *New England Journal of Medicine* 303, no. 1 (July 3, 1980): 17–19.

"Ballerinas and Female Athletes Share Quadruple Health Threats", *Science Daily*, May 31, 2009, reporting on research from Medical College of Wisconsin.

Susan Donaldson James, "Female Athletes Are Too Fit to Get Pregnant", *ABC News*, Sept. 2, 2010.

P. K. Siiteri, "Adipose Tissue as a Source of Hormones", *American Journal of Clinical Nutrition* 45, no. 1 (January 1987): 277–82.

F. F. Chehab et al., "Early Onset of Reproductive Function in Normal Female Mice Treated with Leptin", *Science* 275, no. 5296 (January 1997): 88–90.

W. H. Yu et al., "Role of Leptin in Hypothalamic–Pituitary Function", *Proceedings of the National Academy of Sciences of the United States of America* 94, no. 3 (February 4, 1997): 1023–28. (Erratum, *Proceedings* 94, no. 20 [September 30, 1997]: 11108.)

A. D. Strosberg and T. Issad, "The Involvement of Leptin in Humans Revealed by Mutations in Leptin and Leptin Receptor Genes", *Trends in Pharmacological Sciences* 20, no. 6 (June 1999): 227–30.

M. Ozata, I. C. Ozdemir, and J. Licinio, "Human Leptin Deficiency Caused by a Missense Mutation: Multiple Endocrine Defects, Decreased Sympathetic Tone, and Immune System Dysfunction Indicate New Targets for Leptin Action, Greater Central Than Peripheral Resistance to the Effects of Leptin, and Spontaneous Correction of Leptin-Mediated Defects", *Journal of Clinical Endocrinology and Metabolism* 84, no. 10 (October 1999): 3686–95.

R. E. Frisch, "Body Fat, Menarche, Fitness and Fertility", *Human Reproduction* 2, no. 6 (August 1987): 521–33.

A. Strobel et al., "A Leptin Missense Mutation Associated with Hypogonadism and Morbid Obesity", *Nature Genetics* 18, no. 3 (March 1998): 213–15.

J. Licinio et al., "Phenotypic Effects of Leptin Replacement on Morbid Obesity, Diabetes Mellitus, Hypogonadism, and Behavior in Leptin-Deficient Adults", *Proceedings of* the *National Academy of Sciences of the United States of America* 101, no. 13 (March 30, 2004): 4531–36.

M. F. Pittinger et al., "Multilineage Potential of Adult Human Mesenchymal Stem Cells", *Science* 284, no. 5411 (April 2, 1999): 143–47.

T. Schilling et al., "Plasticity in Adipogenesis and Osteogenesis of Human Mesenchymal Stem Cells," *Molecular and Cellular Endocrinology* 271, no. 1–2 (June 15, 2007): 1–17.

M. A. Bredella et al., "Increased Bone Marrow Fat in Anorexia Nervosa", *Journal of Clinical Endocrinology and Metabolism* 94, no. 6 (June 2009): 2129–36.

W. H. Cleland, C. R. Mendelson, and E. R. Simpson, "Effects of Aging and Obesity on Aromatase Activity of Human Adipose Cells", *Journal of Clinical Endocrinology and Metabolism* 60, no. 1 (January 1985): 174–77.

A. Sayers and J. H. Tobias, "Fat Mass Exerts a Greater Effect on Cortical Bone Mass in Girls Than Boys", *Journal of Clinical Endocrinology and Metabolism* 95, no. 2 (February 2010): 699–706.

J. Shao et al., "Bone Regulates Glucose Metabolism as an Endocrine Organ Through Osteocalcin", *International Journal of Endocrinology* 2015, Article ID 967673, 9 pages, 2015.

I. R. Reid et al., "Determinants of Total Body and Regional Bone Mineral Density in Normal Postmenopausal Women—A Key Role for Fat Mass", *Journal of Clinical Endocrinology and Metabolism* 75, no. 1 (July 1992): 45–51.

D. A. Bereiter and B. Jeanrenaud, "Altered Neuroanatomical Organization in the Central Nervous System of the Genetically Obese (ob/ob) Mouse", *Brain Research* 165, no. 2 (April 13, 1979): 249–60.

R. S. Ahima, C. Bjorbaek, S. Osei, and J. S. Flier, "Regulation of Neuronal and Glial Proteins by Leptin: Implications for Brain Development", *Endocrinology* 140, no. 6 (June 1999): 2755–62.

A. Joos et al., "Voxel-Based Morphometry in Eating Disorders: Correlation of Psychopathology with Grey Matter Volume", *Psychiatry Research* 182, no. 2 (May 30, 2010): 146–51.

R. A. Whitmer et al., "Central Obesity and Increased Risk of Dementia More Than Three Decades Later", *Neurology* 71, no. 14 (September 30, 2008): 1057–64.

S. Debette et al., "Visceral Fat is Associated with Lower Brain Volume in Healthy Middle-Aged Adults", *Annals of Neurology* 68, no. 2 (August 2010): 136–44.

K. J. Anstey et al., "Body Mass Index in Midlife and Late-Life as a Risk Factor for Dementia: A Meta-Analysis of Prospective Studies", *Obesity Reviews* 12, no. 5 (May 2011): e426–37.

N. Qizilbash et al., "BMI and Risk of Dementia in Two Million People over Two Decades: A Retrospective Cohort Study", *Lancet Diabetes & Endocrinology* 3, no. 6 (June 2015): 431–36.

Quotes from Judah Folkman and Rocío Sierra-Honigmann are taken from: M. Barinaga, "Leptin Sparks Blood Vessel Growth", *Science* 281, no. 5383 (September 11, 1998): 1582.

M. R. Sierra-Honigmann et al., "Biological Action of Leptin as an Angiogenic Factor", *Science* 281, no. 5383 (September 11, 1998): 1683–86.

R. Strumia, E. Varotti, E. Manzato, and M. Gualandi, "Skin Signs in Anorexia Nervosa", *Dermatology* 203, no. 4 (2001): 314–17.

R. Strumia, "Dermatologic Signs in Patients with Eating Disorders", *American Journal of Clinical Dermatology* 6, no. 3 (2005): 165–73.

P. Fernández-Riejos et al., "Role of Leptin in the Activation of Immune Cells", *Mediators of Inflammation* 2010 (2010), Article ID: 568343, 8 pages.

J. Cason et al., "Cell-Mediated Immunity in Anorexia Nervosa", *Clinical & Experimental Immunology* 64, no. 2 (May 1986): 370–75.

E. Polack et al., "Low Lymphocyte Interferon-Gamma Production and Variable Proliferative Response in Anorexia Nervosa Patients", *Journal of Clinical Immunology* 13, no. 6 (November 1993): 445–51.

A. F. Osman et al., "The Incremental Prognostic Importance of Body Fat Adjusted Peak Oxygen Consumption in Chronic Heart Failure", *Journal of the American College of Cardiology* 36, no. 7 (December 2000): 2126–31.

M. R. Carnethon, et al., "Association of Weight Status with Mortality in Adults with Incident Diabetes", *Journal of the American Medical Association* 308, no. 6 (August 8, 2012): 581–90.

C. E. Hastie, "Obesity Paradox in a Cohort of 4880 Consecutive Patients Undergoing Percutaneous Coronary Intervention", *European Heart Journal* 31, no. 2 (2010): 222–26.

Stuart MacDonald, "Fat heart patients 'live longer'", *The Sunday Times*, January 30, 2010.

第 4 章　当好脂肪走向对立面时

G. S. Hotamisligil, N. S. Shargill, and B. M. Spiegelman, "Adipose Expression of Tumor Necrosis Factor-Alpha: Direct Role in Obesity-Linked Insulin Resistance", *Science* 259, no. 5091 (January 1, 1993): 87–91.

S. P. Weisberg et al., "Obesity Is Associated with Macrophage Accumulation in Adipose

Tissue", *Journal of Clinical Investigation* 112, no. 12 (December 15, 2003): 1796–1808.

H. Xu et al., "Chronic Inflammation in Fat Plays a Crucial Role in the Development of Obesity-Related Insulin Resistance", *Journal of Clinical Investigation* 112, no. 12 (December 15, 2003): 1821–30.

Y. Matsuzawa, S. Fujioka, K. Tokunaga, and S. Tarui. "Classification of Obesity with Respect to Morbidity", *Proceedings of the Society for Experimental Biology and Medicine* 200, no. 2 (June 1992): 197–201.

Y. Matsiizawa et al., "Visceral Fat Accumulation and Cardiovascular Disease", *Obesity Research* 3, S5 (December 1995): 645–7.

C. A. Slentz et al., "Inactivity, Exercise, and Visceral Fat. STRRIDE: a Randomized, Controlled Study of Exercise Intensity and Amount", *Journal of Applied Physiology* 99, no. 4 (October 2005): 1613–18.

B. A. Irving et al., "Effect of Exercise Training Intensity on Abdominal Visceral Fat and Body Composition", *Medicine and Science in Sports and Exercise* 40, no. 11 (November 2008): 1863–72.

P. E. Scherer et al., "A Novel Serum Protein Similar to C1q, Produced Exclusively in Adipocytes", *Journal of Biological Chemistry* 270, no. 45 (November 10, 1995): 26746–49.

A. H. Berg et al., "The Adipocyte-Secreted Protein Acrp30 Enhances Hepatic Insulin Action", *Nature Medicine* 7, no. 8 (August 2001): 947–53.

W. L. Holland et al., "The Pleiotropic Actions of Adiponectin Are Initiated via Receptor-Mediated Activation of Ceramidase Activity", *Nature Medicine* 17, no. 1 (January 2011): 55–63.

第 5 章　坚守阵地的脂肪

R. L. Leibel and J. Hirsch, "Diminished Energy Requirements in Reduced-Obese Patients", *Metabolism* 33, no. 2 (February 1984): 164–70.

M. Rosenbaum, J. Hirsch, D. A. Gallagher, and R. L. Leibel, "Long Term Persistence of Adaptive Thermogenesis in Subjects Who Have Maintained a Reduced Body Weight", *American Journal of Clinical Nutrition* 88, no. 4 (October 2008): 906–12.

M. Rosenbaum et al., "Low-Dose Leptin Reverses Skeletal Muscle, Autonomic and Neuroendocrine Adaptations to Maintenance of Reduced Weight", *Journal of Clinical Investigation* 115, no. 12 (December 2005): 3579–86.

M. Rosenbaum, J. Hirsch, E. Murphy, and R. L. Leibel, "Effects of Changes in Body Weight on Carbohydrate Metabolism, Catecholamine Excretion, and Thyroid

Function", *American Journal of Clinical Nutrition* 71, no. 6 (June 2000): 1421–32.

M. Rosenbaum et al., "Low Dose Leptin Administration Reverses Effects of Sustained Weight Reduction on Energy Expenditure and Circulating Concentrations of Thyroid Hormones", *Journal of Endocrinology and Metabolism* 87, no. 5 (May 2002): 2391–94.

D. M. Thomas et al., "Why Do Individuals Not Lose More Weight from an Exercise Intervention at a Defined Dose? An Energy Balance Analysis", *Obesity Reviews* 13, no. 10 (October 2012): 835–47.

M. Rosenbaum et al., "Energy intake in weight reduced humans", *Brain Research* 1350 (September 2, 2010): 95–102.

M. Rosenbaum et al., "Leptin Reverses Weight Loss-Induced Changes in Regional Neural Activity Responses to Visual Food Stimuli", *Journal of Clinical Investigation* 118, no. 7 (July 2008): 2583–91.

P. Sumithran, et al., "Long-Term Persistence of Hormonal Adaptations to Weight Loss", *New England Journal of Medicine* 365, no. 17 (October 27, 2011): 1597–604.

T. L. Hernandez et al., "Fat Redistribution Following Suction Lipectomy: Defense of Body Fat and Patterns of Restoration", *Obesity* 19, no. 7 (July 2011): 1388–95.

F. Benatti et al., "Liposuction Induces a Compensatory Increase of Visceral Fat Which Is Effectively Counteracted by Physical Activity: A Randomized Trial", *Journal of Clinical Endocrinology and Metabolism* 97, no. 7 (July 2012): 2388–95.

S. Taheri et al., "Short Sleep Duration Is Associated with Reduced Leptin, Elevated Ghrelin, and Increased Body Mass Index", *PLoS Medicine* 1, no. 3 (December 2004): e62.

A. Everard and P. D. Cani, "Gut Microbiota and GLP-1", *Reviews in Endocrine and Metabolic Disorders* 15, no. 3 (September 2014): 189–96.

R. L. Batterham et al., "Critical Role for Peptide YY in Protein-Mediated Satiation and Body-Weight Regulation", *Cell Metabolism* 4, no. 3 (September 2006): 223–33.

Rexford Ahima, ed., *Metabolic Basis of Obesity* (New York: Springer-Verlag, 2011), pp. 110–12.

第 6 章　细菌和病毒：体积微小，却发挥巨大作用

N. V. Dhurandhar et al., "Transmissibility of Adenovirus-Induced Adiposity in a Chicken Model", *International Journal of Obesity* 25, no. 7 (July 2001): 990–96.

N. V. Dhurandhar et al., "Association of Adenovirus Infection with Human Obesity", *Obesity Research* 5, no. 5 (September 1997): 464–69.

R. L. Atkinson et al., "Human Adenovirus-36 Is Associated with Increased Body Weight and Paradoxical Reduction of Serum Lipids", *International Journal of Obesity* 29, no. 3 (March 2005): 281–86.

N. V. Dhurandhar et al., "Human Adenovirus Ad-36 Promotes Weight Gain in Male Rhesus and Marmoset Monkeys", *Journal of Nutrition* 132, no. 10 (October 2002): 3155–60.

M. Pasarica et al., "Adipogenic Human Adenovirus Ad-36 Induces Commitment, Differentiation, and Lipid Accumulation in Human Adipose-Derived Stem Cells", *Stem Cells* 26, no. 4 (April 2008): 969–78.

E. M. Laing et al., "Adenovirus 36, Adiposity, and Bone Strength in Late-Adolescent Females", *Journal of Bone and Mineral Research* 28, no. 3 (March 2013): 489–96.

W.-Y. Lin et al., "Long-Term Changes in Adiposity and Glycemic Control Are Associated with Past Adenovirus Infection", *Diabetes Care* 36, no. 3 (March 2013): 701–7.

J. D. Voss et al., "Adenovirus 36 Antibodies Associated with Clinical Diagnosis of Overweight/Obesity but Not BMI Gain: A Military Cohort Study", *Journal of Clinical Endocrinology and Metabolism* 99, no. 9 (September 2014): e1708–12.

F. Bäckhed et al., "The Gut Microbiota as an Environmental Factor That Regulates Fat Storage", *Proceedings of the National Academy of Sciences of the United States of America* 101, no. 44 (November 2, 2004): 15718–23.

V. Ridaura et al., "Cultured Gut Microbiota from Twins Discordant for Obesity Modulate Adiposity and Metabolic Phenotypes in Mice", *Science* 341, no. 6150 (September 6, 2013).

T. S. Stappenbeck, L. V. Hooper, and J. I. Gordon, "Developmental Regulation of Intestinal Angiogenesis by Indigenous Microbes via Paneth Cells", *Proceedings of the National Academy of Sciences of the United States of America* 99, no. 24 (November 26, 2002): 15451–55.

R. E. Ley, P. J. Turnbaugh, S. Klein, and J. I. Gordon, "Microbial Ecology: Human Gut Microbes Associated with Obesity", *Nature* 444 (December 21, 2006): 1022–23.

P. J. Turnbaugh et al., "An Obesity-Associated Gut Microbiome with Increased Capacity for Energy Harvest", *Nature* 444 (December 21, 2006): 1027–31.

P. J. Turnbaugh et al., "A core gut microbiome in obese and lean twins", *Nature* 457 (January 22, 2009): 480–84.

E. Le Chatelier et al., "Richness of human gut microbiome correlates with metabolic markers", *Nature* 500 (August 29, 2013): 541–46.

P. J. Turnbaugh, F. Bäckhed, L. Fulton, and J. I. Gordon, "Diet-Induced Obesity Is Linked to Marked but Reversible Alterations in the Mouse Distal Gut Micro-biome", *Cell Host Microbe* 3, no. 4 (April 17, 2008): 213–23.

A. Everard and P. D. Cani, "Gut Microbiota and GLP-1", *Reviews in Endocrine and Metabolic Disorders* 15, no. 3 (September 2014): 189–96.

E. van Nood et al., "Duodenal Infusion of Donor Feces for Recurrent Clostridium Difficile", *New England Journal of Medicine* 368, no. 5 (January 31, 2013): 407–15.

第 7 章　责怪父母：肥胖基因的遗传

E. Ravussin et al., "Effects of a Traditional Lifestyle on Obesity in Pima Indians", *Diabetes Care* 17, no. 9 (September 1994): 1067–74.

L. O. Schulz et al., "Effects of Traditional and Western Environments on Prevalence of Type 2 Diabetes in Pima Indians in Mexico and the U.S.", *Diabetes Care* 29, no. 8 (August 2006): 1866–71.

Robert Pool, *Fat: Fighting the Obesity Epidemic* (New York: Oxford University Press, 2001).

L. Pérusse et al., "Familial Aggregation of Abdominal Visceral Fat Level: Results from the Quebec Family Study", *Metabolism* 45, no. 3 (March 1996): 378–82.

C. Bouchard et al., "The Response to Exercise with Constant Energy Intake in Identical Twins", *Obesity Research* 2, no. 5 (September 1994): 400–10.

C. Bouchard et al., "Response to Long Term Overfeeding in Twins", *New England Journal of Medicine* 322, no. 21 (May 24, 1990): 1477–82.

C. Bouchard et al., "Genetic Effect in Resting and Exercise Metabolic Rates", *Metabolism* 38, no. 4 (April 1989): 364–70.

A. Tremblay, J. A. Simoneau, and C. Bouchard, "Impact of Exercise Intensity on Body Fatness and Skeletal Muscle Metabolism", *Metabolism* 43, no. 7 (July 1994): 814–18.

J. E. Cecil et al., "An Obesity-Associated FTO Gene Variant and Increased Energy Intake in Children", *New England Journal of Medicine* 359, no. 24 (December 11, 2008): 2558–66.

M. Claussnitzer et al., "FTO Obesity Variant Circuitry and Adipocyte Browning in Humans", *New England Journal of Medicine* 373, no. 10 (September 3, 2015): 895–907.

T. O. Kilpeläinen et al., "Genetic Variation near IRS1 Associates with Reduced Adiposity and an Impaired Metabolic Profile", *Nature Genetics* 43, no. 8 (June 26, 2011): 753–60.

T. O. Kilpeläinen et al., "Physical Activity Attenuates the Influence of FTO Variants on Obesity Risk: A Meta-Analysis of 218,166 Adults and 19,268 Children", *PLoS Medicine* 8, no. 11 (November 2011): E1001116.

第 8 章　我是女性，我有脂肪

G. Rodríguez et al., "Gender Differences in Newborn Subcutaneous Fat Distribution", *European Journal of Pediatrics* 163, no. 8 (August 2004): 457–61.

W. W. K. Koo, J. C. Walters, and E. M. Hockman, "Body Composition in Human Infants at Birth and Postnatally", *Journal of Nutrition* 130, no. 9 (September 2000): 2188–94.

C. P. Hawkes, et al., "Gender- and Gestational Age-Specific Body Fat Percentage at Birth", *Pediatrics* 128, no. 3 (September 2011): e645–51.

J. Rigo et al., "Reference Values of Body Composition Obtained by Dual Energy X-Ray Absorptiometry in Preterm and Term Neonates", *Journal of Pediatric Gastroenterology and Nutrition* 27, no. 2 (August 1998): 184–90.

A. J. O'Sullivan, "Does Oestrogen Allow Women to Store Fat More Efficiently? A Biological Advantage for Fertility and Gestation", *Obesity Reviews* 10, no. 2 (March 2009): 168–77.

W. C. Chumlea et al., "Body Composition Estimates from NHANES III Bioelectrical Impedance Data", *International Journal of Obesity and Related Metabolic Disorders* 26, no. 12 (December 2002): 1596–1609.

L. Davidsen, B. Vistisen, and A. Astrup, "Impact of the Menstrual Cycle on Determinants of Energy Balance: A Putative Role in Weight Loss Attempts", *International Journal of Obesity* 31, no. 12 (December 2007): 1777–85.

A. J. O'Sullivan, A. Martin, and M. A. Brown, "Efficient Fat Storage in Premenopausal Women and in Early Pregnancy: A Role for Estrogen", *Journal of Clinical Endocrinology and Metabolism* 86, no. 10 (October 2001): 4951–56.

B. N. Wu and A. J. O'Sullivan, "Sex Differences in Energy Metabolism Need to Be Considered with Lifestyle Modifications in Humans", *Journal of Nutrition and Metabolism* 2011 (2011), article ID: 391809.

G. N. Wade and J. M. Gray, "Gonadal Effects on Food Intake and Adiposity: A Metabolic Hypothesis", *Physiology and Behavior* 22, no. 3 (March 1979): 583–93.

L. E. Kopp-Hoolihan, M. D. van Loan, W. W. Wong, and J. C. King, "Longitudinal Assessment of Energy Balance in Well-Nourished, Pregnant Women", *American Journal of Clinical Nutrition* 69, no. 4 (April 1999): 697–704.

O. Koren et al., "Host Remodeling of the Gut Microbiome and Metabolic Changes During Pregnancy", *Cell* 150, no. 3 (August 3, 2012): 470–80.

P. Deurenberg, M. Deurenberg-Yap, and S. Guricci, "Asians Are Different from Caucasians and from Each Other in Their Body Mass Index/Body Fat Per Cent Relationship", *Obesity Reviews* 3, no. 3 (August 2002): 141–46.

P. T. Katzmarzyk et al., "Racial Differences in Abdominal Depot-Specific Adiposity in White and African American Adults", *American Journal of Clinical Nutrition* 91, no. 1 (January 2010): 7–15.

S. Nielsen et al., "Energy Expenditure, Sex, and Endogenous Fuel Availability in Humans", *Journal of Clinical Investigation* 111, no. 7 (April 2003): 981–88.

L. A. Anderson, P. G. McTernan, A. H. Barnett, and S. Kumar, "The Effects of Androgens and Estrogens on Preadipocyte Proliferation in Human Adipose Tissue: Influence of Gender and Site", *Journal of Clinical Endocrinology and Metabolism* 86, no. 10 (October 2001): 5045–51.

M. L. Power and J. Schulkin, "Sex Differences in Fat Storage, Fat Metabolism, and the Health Risks from Obesity: Possible Evolutionary Origins", *British Journal of Nutrition* 99, no. 5 (May 2008): 931–40.

E. J. Giltay and L. J. G. Gooren, "Effects of Sex Steroid Deprivation/Administration on Hair Growth and Skin Sebum Production in Transsexual, Males and Females", *Journal of Clinical Endocrinology and Metabolism* 85, no. 8 (August 2000): 2913–21.

J. M. H. Elbers et al., "Effects of Sex Steroids on Components of the Insulin Resistance Syndrome in Transsexual Subjects", *Clinical Endocrinology* 58, no. 5 (May 2003): 562–71.

M. J. Toth, A. Tchernof, C. K. Sites, and E. T. Poehlman, "Menopause-Related Changes in Body Fat Distribution", *Annals of the New York Academy of Sciences* 904 (May 2000): 502–6.

S. M. Byrne, Z. Cooper, and C. G. Fairburn, "Psychological Predictors of Weight Regain in Obesity", *Behaviour Research and Therapy* 42, no. 11 (November 2004): 1341–56.

第 9 章　脂肪会聆听

J. P. McNamara, "Role and Regulation of Metabolism in Adipose Tissue During Lactation", *Journal of Nutritional Biochemistry* 6, no. 3 (March 1995): 120–29.

M. Rebuffé-Scrive, et al., "Fat Cell Metabolism in Different Regions in Women: Effect of Mentrual Cycle, Pregnancy, and Lactation", *Journal of Clinical Investigation* 75, no. 6 (June 1985): 1973–76.

Gareth Williams and Gema Fruhbeck, eds., *Obesity: Science to Practice* (Hoboken, NJ: Wiley-Blackwell, 2009).

P. Cuatrecasas, "Interaction of Insulin with the Cell Membrane: The Primary Action of Insulin", *Proceedings of the National Academy of Sciences of the United States of America*

63, no. 2 (June 1969): 450–57.

S. Bhasin et al., "The Effects of Supraphysiologic Doses of Testosterone on Muscle Size and Strength in Normal Men", *New England Journal of Medicine* 335, no. 1 (July 4, 1996): 1–7.

T. W. Burns et al., "Pharmacological Characterizations of Adrenergic Receptors in Human Adipocytes", *Journal of Clinical Investigation* 67, no. 2 (February 1981): 467–75.

I. Smilios et al., "Hormonal Responses After Resistance Exercise Performed with Maximum and Submaximum Movement Velocities", *Applied Physiology, Nutrition, and Metabolism* 39, no. 3 (March 2014): 351–57.

B. C. Nindl et al., "Twenty-Hour Growth Hormone Secretory Profiles After Aerobic and Resistance Exercise", *Medicine and Science in Sports and Exercise* 46, no. 10 (October 2014): 1917–27.

A. D. Kriketos et al., "Exercise Increases Adiponectin Levels and Insulin Sensitivity in Humans", *Diabetes Care* 27, no. 2 (February 2004): 629–30.

T. J. Saunders et al., "Acute Exercise Increases Adiponectin Levels in Abdominally Obese Men", *Journal of Nutrition and Metabolism* 2012 (2012), article ID: 148729.

L. A. Leiter, M. Grose, J. F. Yale, E. B. Marliss, "Catecholamine Responses to Hypocaloric Diets and Fasting in Obese Human Subjects", *American Journal of Physiology* 247, no. 2, pt. 1 (August 1, 1984): E190–97.

K. Y. Ho et al., "Fasting Enhances Growth Hormone Secretion and Amplifies the Complex Rhythms of Growth Hormone Secretion in Man", *Journal of Clinical Investigation* 81, no. 4 (April 1988): 968–75.

S. Taheri et al., "Short Sleep Duration Is Associated with Reduced Leptin, Elevated Ghrelin, and Increased Body Mass Index", *PLoS Medicine* 1, no. 3 (December 2004): e62.

K. Spiegel, E. Tasali, P. Penev, and E. Van Cauter, "Sleep Curtailment in Healthy Young Men Is Associated with Decreased Leptin Levels, Elevated Ghrelin Levels, and Increased Hunger and Appetite", *Annals of Internal Medicine* 141, no. 11 (December 2004): 846–50.

R. L. Batterham et al., "Critical Role for Peptide YY in Protein-Mediated Satiation and Body-Weight Regulation", *Cell Metabolism* 4, no. 3 (September 2006): 223–33.

K. L. Knutson, "Does Inadequate Sleep Play a Role in Vulnerability to Obesity?", *American Journal of Human Biology* 24, no. 3 (May 2012): 361–71.

P. T. Williams, "Evidence for the Incompatibility of Age-Neutral Overweight and Age-Neutral Physical Activity Standards from Runners", *American Journal of Clinical Nutrition* 65, no. 5 (May 1997): 1391–96.

M. J. Cartwright, T. Tchkonia, and J. L. Kirkland, "Aging in Adipocytes: Potential Impact of Inherent, Depot-Specific Mechanisms", *Experimental Gerontology* 42, no. 6 (June 2007): 463–71.

第 10 章　脂肪控制之一：你该怎么做

D. Zeevi et al., "Personalized Nutrition by Prediction of Glycemic Responses", *Cell* 163, no. 5 (November 19, 2015): 1079–94.

A. D. Kriketos et al., "Exercise Increases Adiponectin Levels and Insulin Sensitivity in Humans", *Diabetes Care* 27, no. 2 (February 2004): 629–30.

L. J. Goodyear and B. B. Kahn, "Exercise, Glucose Transport, and Insulin Sensitivity", *Annual Review of Medicine* 49 (February 1998): 235–61.

E. R. Ropelle et al., "IL-6 and IL-10 Anti-Inflammatory Activity Links Exercise to Hypothalamic Insulin and Leptin Sensitivity Through IKKb and ER Stress Inhibition", *PLoS Biology* 8, no. 8 (August 24, 2010): e1000465.

D. J. Dyck, "Leptin Sensitivity in Skeletal Muscle Is Modulated by Diet and Exercise", *Exercise and Sport Sciences Reviews* 33, no. 4 (October 2005): 189–94.

K. Y. Ho et al., "Fasting Enhances Growth Hormone Secretion and Amplifies the Complex Rhythms of Growth Hormone Secretion in Man", *Journal of Clinical Investigation* 81, no. 4 (April 1988): 968–75.

G. Frühbeck et al., "Regulation of Adipocyte Lipolysis", *Nutrition Research Reviews* 27, no. 1 (June 2014): 63–93.

M. L. Hartman et al., "Augmented Growth Hormone (GH) Secretory Burst Frequency and Amplitude Mediate Enhanced GH Secretion During a Two-Day Fast in Normal Men", *Journal of Clinical Endocrinology and Metabolism* 74, no. 4 (April 1992): 757–65.

A. F. Muller et al., "Ghrelin Drives GH Secretion During Fasting in Man", *European Journal of Endocrinology* 146, no. 2 (February 2002): 203–7.

J. E. Ahlskog, Y. E. Geda, N. R. Graff-Radford, and R. C. Petersen, "Physical Exercise as a Preventive or Disease-Modifying Treatment of Dementia and Brain Aging", *Mayo Clinic Proceedings* 86, no. 9 (September 2011): 876–84.

L. Davidsen, B. Vistisen, and A. Astrup, "Impact of the Menstrual Cycle on Determinants of Energy Balance: A Putative Role in Weight Loss Attempts", *International Journal of Obesity* 31, no. 12 (December 2007): 1777–85.

R. R. Wing and J. O. Hill, "Successful Weight Loss Maintenance", *Annual Review of Nutrition* 21 (2001): 323–41.

R. R. Wing and S. Phelan, "Long-Term Weight Loss Maintenance", *American Journal of*

Clinical Nutrition 82, no. S1 (July 2005): 222–25.

M. L. Butryn, V. Webb, and T. A. Wadden, "Behavioral Treatment of Obesity", *Psychiatric Clinics of North America* 34, no. 4 (December 2011): 841–59.

J. G. Thomas et al., "Weight Loss Maintenance for 10 Years in the National Weight Control Registry", *American Journal of Preventive Medicine* 46, no. 1 (January 2014): 17–23.

第 11 章　用意志力战胜脂肪

Ancel Keys, Josef Brozek, Austin Henschel, Olaf Mickelsen, and Henry Longstreet Taylor, *The Biology of Human Starvation* (Minneapolis: University of Minnesota Press, 1950).

L. M. Kalm and R. D. Semba, "They Starved So That Others Be Better Fed: Remembering Ancel Keys and the Minnesota Experiment", *Journal of Nutrition* 135, no. 6 (June 1, 2005): 1347–52.

M. Rosenbaum et al., "Leptin Reverses Weight Loss-Induced Changes in Regional Neural Activity Responses to Visual Food Stimuli", *Journal of Clinical Investigation* 118, no. 7 (July 2008): 2583–91.

M. Muraven, "Building Self-Control Strength: Practicing Self-Control Leads to Improved Self-Control Performance", *Journal of Experimental Social Psychology* 46, no. 2 (March 1, 2010): 465–68.

L. H. Sweet et al., "Brain Response to Food Stimulation in Obese, Normal Weight, and Successful Weight Loss Maintainers", *Obesity* 20, no. 11 (November 2012): 2220–25.

S. M. McClure, D. I. Laibson, G. Lowenstein, and J. D. Cohen, "Separate Neural Systems Value Immediate and Delayed Monetary Rewards", *Science* 306, no. 5695 (October 15, 2004): 503–7.

T. Bradford Bitterly, Robert Mislavsky, Hengchen Dai, and Katherine L. Milkman, "Want–Should Conflict: A Synthesis of Past Research", in *The Psychology of Desire*, ed. Wilhelm Hoffman and Loran Nordgren (New York: Guilford Press, 2015).

H. Dai, K. L. Milkman, D. A. Hofmann, and B. R. Staats, "The Impact of Time at Work and Time Off from Work on Rule Compliance: The Case of Hand Hygiene in Health Care", *Journal of Applied Psychology* 100, no. 3 (May 2015): 846–62.

M. Muraven and R. F. Baumeister, "Self-Regulation and Depletion of Limited Resources: Does Self-Control Resemble a Muscle?", *Psychological Bulletin*, 126, no. 2 (March 2000), 247–59.

R. F. Baumeister, E. Bratslavsky, M. Muraven, and D. M. Tice, "Ego Depletion: Is the Active Self a Limited Resource?", *Journal of Personality and Social Psychology* 74, no.

5 (May 1998): 1252–65.

D. M. Tice, R. F. Baumeister, D. Shmueli, and M. Muraven, "Restoring the Self: Positive Affect Helps Improve Self-Regulation Following Ego Depletion", *Journal of Experimental Social Psychology* 43 (2007): 379–84.

Christine Haughney, "When Economy Sours, Tootsie Rolls Soothe Souls", *New York Times*, March 23, 2009.

K. L. Milkman, "Unsure What the Future Will Bring? You May Overindulge: Uncertainty Increases the Appeal of Wants over Shoulds", *Organizational Behavior and Human Decision Processes* 119, no. 2 (November 2012) 163–76.

M. Muraven, D. M. Tice, and R. F. Baumeister, "Self-Control as Limited Resource: Regulatory Depletion Patterns", *Journal of Personality and Social Psychology* 74, no. 3 (March 1998): 774–89.

G. Charness and U. Gneezy, "Incentives to Exercise", *Econometrica* 77, no. 3 (May 2009), 909–31.

第 12 章　脂肪控制之二：我该怎么做

K. Van Proeyen et al., "Training in the Fasted State Improves Glucose Tolerance During Fat-Rich Diet", *Journal of Physiology* 588, pt. 21 (November 1, 2010): 4289–302.

M. A. Alzoghaibi, S. R. Pandi-Perumal, M. M. Sharif, and A. S. BaHammam, "Diurnal Intermittent Fasting During Ramadan: The Effects on Leptin and Ghrelin Levels", *PLoS One* 9, no. 3 (March 17, 2014): e92214.

第 13 章　脂肪的未来

P. A. Zuk et al., "Multi-Lineage Cells from Human Adipose Tissue: Implications for Cell-Based Therapies", *Tissue Engineering* 7, no. 2 (April 2001): 211–26.

S. Lendeckel et al., "Autologous Stem Cells (Adipose) and Fibrin Glue Used to Treat Widespread Traumatic Calvarial Defects: Case Report", *Journal of CranioMaxillo-Facial Surgery* 32, no. 6 (December 2004): 370–73.

C. Di Bella, P. Farlie, and A. J. Penington, "Bone Regeneration in a Rabbit Critical-Sized Skull Defect Using Autologous Adipose-Derived Cells", *Tissue Engineering. Part A* 14, no. 4 (April 2008): 483–90.

E. Alt et al., "Effect of Freshly Isolated Autologous Tissue Resident Stromal Cells on Cardiac Function and Perfusion Following Acute Myocardial Infarction", *International Journal of Cardiology* 144, no. 1 (September 24, 2010): 26–35.

S. S. Collawn et al., "Adipose-Derived Stromal Cells Accelerate Wound Healing in an

Organotypic Raft Culture Model", *Annals of Plastic Surgery* 68, no. 5 (May 2012): 501–4.

C. Nie et al., "Locally Administered Adipose-Derived Stem Cells Accelerate Wound Healing Through Differentiation and Vasculogenesis", *Cell Transplant* 20, no. 2 (2011): 205–16.

Fred Tasker, "Patients Own Fat Cells Plump up Face, Breasts, Buttocks", *Miami Herald*, September 2, 2011.

Brett Flashnick, "Doctors Wary of Perry's Stem Cell Treatment", Associated Press, August 20, 2011.